LES PRÉJUGÉS

EN

ART DENTAIRE

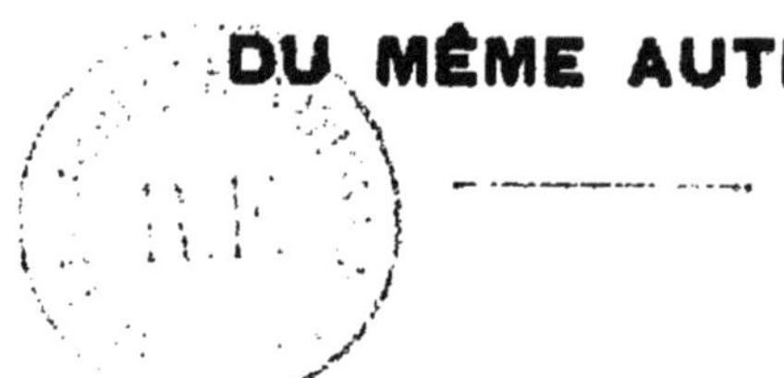

DU MÊME AUTEUR :

De l'ostéomyélite chez les jeunes enfants. — Thèse de Doctorat.
1896.

*Considérations sur l'état de la bouche chez les Noirs africains et
étiologie générale de la carie dentaire.* — Communication à
la Société de Stomatologie de Paris, janvier 1905.

Accidents douloureux consécutifs aux fractures dentaires. —
Discussion des procédés curatifs (Revue de Stomatologie,
décembre 1905).
L'avenir des dents mortes ou dévitalisées (Communication
à la Société de Stomatologie de Paris, mai 1906).

Hémorragie profuse d'une tumeur pulpaire (Revue de Stomatologie, décembre 1906).

Névralgie du trijumeau d'étiologie complexe. — Etablisse-
ment d'une fistule chirurgicale para-apicale et désinfection
concomitante des canaux radiculaires. Guérison rapide.
(Revue de Stomatologie, février 1907.)

Pénétration des extrémités de racines dans le sinus maxillaire.
— Pathogénie, prophylaxie, thérapeutique (Communication au premier Congrès français de Stomatologie. Paris,
août 1907).

*Kyste paradentaire à développement sinusien et postérieur à un
traumatisme.* — Déductions médico-légales (Annales des
maladies de l'oreille, du larynx, du nez et du pharynx,
n° 12, 1907 ; Communication à la Société de Stomatologie
de Paris, février 1908).

La Psychothérapie et la Stomatologie (Tribune médicale février, 1909).

Revue critique ; division rationnelle et anatomo-pathologique des degrés et complications de la carie dentaire (Revue moderne de médecine et de chirurgie, septembre 1909).

L'odontalgie et le pansement à l'acide arsénieux. Etude pathogénique et thérapeutique (Bulletin des Sociétés médicales d'arrondissement de Paris, n° 24, 1909 ; Journal de Médecine de Paris, 15 janvier 1910 ; Province dentaire, août, 1910.)

Les Septicémies d'origine dentaire (Bulletin des Sociétés médicales d'arrondissement de Paris, n° 4, 1910 et Journal de Médecine de Paris, 26 mars 1910).

Douze études de pathologie, thérapeutique et technique dentaires. — (Archives de Médecine rurale, 1908, 1909, 1910).

Clinique et thérapeutique des caries dentaires. — Méthodes d'anesthésie pulpaire (Journal de Médecine de Paris, 30 juillet 1910).

La Prothèse dentaire indispensable, 1 vol. in-8, avec 130 figures et 4 planches en couleurs. Maloine, éditeur, Paris, 1911. Prix : 10 fr.

Coexistence de caries dentaires multiples et de résorption alvéolaire précoce (Bulletin des Sociétés médicales d'arrondissement de Paris. Journal de Médecine de Paris).

LES PRÉJUGÉS

EN

ART DENTAIRE

PAR LE

Docteur E. CHARÉZIEUX

Directeur de l'Ecole Pratique de Stomatologie
ou des Hautes Etudes dentaires de Paris

PARIS

A. MALOINE, Éditeur

25-27, Rue de l'Ecole-de-Médecine, 25-27

—

1913

AVANT-PROPOS

Quelques amis, intéressés par les explications que nous leur donnions, au hasard d'une causerie, sur notre spécialité, nous ont engagé à écrire, de façon simple et pratique, un livre qui les fixerait sur les ressources qu'offre l'art dentaire, leur indiquerait ce qu'il importe d'éviter, en un mot, leur exposerait *ce qu'il faut faire et ne pas faire.*

Nous avons intitulé ce livre les *Préjugés en art dentaire,* car les personnes qui ne sont plus des enfants n'ont pas un cerveau semblable à une table rase ; elles possèdent des notions en partie justes, en partie erronées, elles sont, en un mot, victimes de *préjugés.*

Mais qu'appelle-t-on *stomatologie, stomatologiste ?* On appelle *stomatologiste,* suivant un terme très employé déjà en Hongrie, en Belgique et en Italie (du grec *stoma,* bouche), le dentiste qui regarde, en même temps que les dents, centre de son activité, la bouche tout entière. Il regarde les dents pour les traiter efficacement avec son expérience et son instrumentation spéciales ; il regarde la bouche pour apprécier par exemple la nature exacte d'une ulcération de la langue, de la joue, du pharynx. Si l'ulcération est bénigne, il n'effraiera pas à tort le malade, ne l'entraînera pas à des consultations et soins superflus ; si elle est maligne, au contraire, il l'éclairera sur les soins qu'il doit réclamer, dans le plus bref délai, de la part de son médecin traitant ou de son chirurgien général.

Ainsi le stomatologiste est le dentiste dont la main opère exclusivement sur le système dentaire et dont la vue n'est pas limitée, étroite, insuffisante. C'est donc le dentiste complet, le parfait spécialiste tel qu'il existe dans les autres spécialités ou branches médico-chirurgicales.

Paris, le 1er octobre 1912.

Les Préjugés en Art dentaire

CHAPITRE PREMIER

QUAND LES DENTS SONT DOULOUREUSES IL EST BIEN TEMPS DE CONSULTER

Attendre que les dents soient douloureuses pour aller consulter le dentiste, est une erreur encore très répandue et qui est très préjudiciable à la conservation intégrale de la denture. C'est ce que nous allons voir au cours de ce chapitre. Pour que cette démonstration soit aussi claire, aussi compréhensible que possible, nous allons rappeler succinctement un certain nombre de notions élémentaires touchant la constitution des dents, leur *structure* et leurs *rapports*.

Disons, tout d'abord, que l'on est assez excusable de commettre l'erreur que nous signalons, de ne croire ses dents atteintes que lorsqu'on a ressenti des élancements douloureux et de les croire à ce moment encore très guérissables. Dans les tissus comme la peau, où les extrémités nerveuses abondent jusque dans les parties les plus superficielles, la moindre lésion, piqûre, coupure, est ressentie immédiatement et si des piqûres ou des coupures très superficielles dégénèrent en *panaris*, en *phlegmons*, c'est la négligence des personnes qu'il faut incriminer et non le défaut d'avertissement donné par les perceptions douloureuses.

Dans les dents, les terminaisons nerveuses sont très peu abondantes et même absentes dans la couche la plus superficielle ; la partie vraiment sensible, la *pulpe dentaire*, est contenue à l'intérieur de la dent et recouverte par deux plans de tissu dur qui sont, de dedans en dehors : *l'ivoire* ou *dentine* et *l'émail*.

La *pulpe dentaire* est un *faisceau vasculo-nerveux* qui se compose dans sa partie importante de *vaisseaux* (artères et veines) et de *nerfs*, et dans sa partie secondaire, de fibres conjonctives qui servent d'union et de support aux premiers.

L'ivoire ou *dentine* est un tissu blanc-jaunâtre, plus résistant que l'os, moins résistant que l'émail et qui constitue, au point de vue du volume, la partie principale de la dent. Il se compose d'une substance fondamentale analogue à celle des os et de tubes ou *canalicules dentinaires* dans lesquels cheminent des fibres qui émanent de la pulpe dentaire et jouent le rôle des fibres nerveuses ordinaires sans en avoir toutefois la structure. Ces fibres nerveuses donnent à la couche d'ivoire sa sensibilité propre.

L'émail recouvre toute la partie de la dent qui fait saillie dans la bouche, autrement dit la *couronne* dont la forme est variable suivant la catégorie de dents, incisives, canines, petites molaires, grosses molaires. C'est un tissu translucide, blanc-bleuâtre, plus dur que l'ivoire, très résistant et *dépourvu de sensibilité propre*. La couche la plus extérieure, ou *cuticule de l'émail*, oppose une grande résistance aux agents chimiques et joue un grand rôle dans la protection de la dent.

La partie visible, ou couronne de la dent, se prolonge sous la gencive par la ou les *racines* qui plongent dans les *alvéoles* ou cavités creusées dans l'os maxillaire. Une racine se compose, de dedans en dehors, sur une coupe perpendiculaire à son grand axe, des tissus suivants : la pulpe réduite à l'état de fil ténu et mince, d'où le nom de *filets pulpaires*, *l'ivoire* et enfin le *cément* qui est une substance analogue à l'os. On appelle *collet* le point où l'émail de la couronne se continue par le cément de la racine ; ce point est légèrement situé au-dessous de la gencive.

Voyons maintenant les *rapports* ou *connexions* des dents avec les tissus environnants. Les filets pulpaires, constitués en majeure part de vaisseaux et de nerfs et qui émanent de vaisseaux et de nerfs plus importants, seraient inévitablement comprimés, écrasés et la dent ne tarderait pas à périr si cette dernière, dans la région des racines, n'était entourée d'une membrane fibreuse très résistante dont les fibres s'insèrent, d'une part, sur les parois de l'alvéole, de l'autre, sur le pourtour de la racine elle-même, de telle sorte que cette membrane joue le rôle d'un filet à mailles serrées et denses qui empêche la compression des vaisseaux et des nerfs à leur entrée dans la dent.

C'est à cette membrane fibreuse qu'on a donné improprement le nom de périoste et qui est en somme un *ligament*, comme l'a montré l'illustre Mallassez, du Collège de France. Pour saisir combien le terme de périoste est impropre, rappelez-vous qu'on appelle *périoste* le tissu qui recouvre les os, qui assure leur reproduction ou régénération à mesure que les cellules osseuses âgées ou malades disparaissent. Dans le maxillaire, le périoste est le tissu qui recouvre extérieurement le maxillaire, qui se trouve immédiatement sous les parties molles et la gencive et non la membrane qui soutient la dent dans l'alvéole. Le ligament étant encore appelé *péricément*, nous appellerons *péricémentite* l'inflammation de la membrane fibreuse, *ostéite* celle de l'os maxillaire, *ostéopériostite*, celle de l'os et du périoste maxillaires.

Enfin, du ligament ou péricément et de l'alvéole partent, avec les vaisseuax et les nerfs, des *vaisseaux lymphatiques* qui se rendent aux *ganglions* de voisinage, ganglions sous-mentonniers, sous-maxillaires, rétro-maxillaires, cervicaux superficiels et profonds et nous appellerons l'inflammation de ces ganglions des *adénites* ou des *adéno-phlegmons*, ces derniers caractérisés par l'extension du processus infectieux ou inflammatoire au tissu cellulaire environnant.

Ceci dit ou rappelé concernant l'anatomie ou structure de la dent, ses connexions ou rapports, comment *se développe la carie*, comment se produit la destruction partielle ou totale de la couronne ?

La bouche contient, à l'état normal, un grand nombre de *micro-organismes* qui, en vivant aux dépens des débris alimentaires restés dans la cavité buccale, dans les interstices dentaires, produisent des *acides de fermentation*, acides butyrique, lactique, etc. Ces acides, en contact prolongé avec les dents, attaquent l'émail, le *décalcifient*. Ils agissent à l'égard de l'émail comme l'acide chlorhydrique à l'égard des os proprement dits dans l'expérience de laboratoire bien connue.

Dès lors, la barrière opposée par l'émail est rompue et les micro-organismes envahissent à leur tour l'ivoire. L'ivoire étant moins résistant que l'émail, le travail de destruction devient beaucoup plus rapide et plus étendu, de telle sorte que la cavité de carie prend la forme d'une *petite ampoule sphérique* ou d'une *carafe minuscule* dont le goulot traverse la couche d'émail.

A cette période, lorsque les aliments pénètrent et séjournent dans la cavité, la destruction des couches d'ivoire marche avec rapidité et provoque des sensations d'agacement qui devraient servir d'avertissement ; puis, lorsque la pulpe dentaire est atteinte à son tour, éclatent les douleurs de la *rage de dents*.

Quel est le mécanisme de ces douleurs si vives, si pénibles, qui s'accompagnent d'insomnie, de *névralgies*, c'est-à-dire de douleurs irradiées suivant le trajet des nerfs, vers la joue, le menton, l'oreille et qui font de la rage de dents un symptôme si insupportable ?

Comme tout tissu enflammé, la pulpe dentaire, une fois envahie par les micro-organismes, *augmente de volume* et cette augmentation de volume amène la compression des filets nerveux contre les autres tissus inclus dans sa trame, c'est-à-dire contre les vaisseaux et les fibres conjonctives. La pulpe étant enfermée en outre dans une cavité dure, rigide, il s'ensuit que cette expansion de la pulpe, sous l'influence de l'inflammation, est gênée, limitée par les parois rigides de la dent et, à la compression interne, pourrait-on dire, des filets nerveux, vient s'ajouter la compression externe ou périphérique, exercée à sa surface.

Cette tension de la pulpe est si bien la cause des élancements douloureux, que le sujet atteint de rage de dents essaie de produire une *saignée locale*, de décongestionner la pulpe en aspirant de l'air dans la cavité. Cette manœuvre, si elle réussit, soulage momentanément jusqu'à ce qu'une nouvelle augmentation de volume de l'organe amène derechef la compression et les douleurs.

La première conséquence de la marche envahissante de la carie, de la négligence des sujets, c'est qu'à un moment donné, éclatent, ainsi que nous venons de le voir, les douleurs si vives, si pénibles de la rage de dents.

Ce n'est pas la seule conséquence fâcheuse ou nocive de l'envahissement de la pulpe ou faisceau vasculo-nerveux contenu dans la dent. La pulpe, nous l'avons signalé, assure la nutrition et la sensibilité de l'organe. Lorsque la pulpe est atteinte, détruite par les micro-organismes, la dent perd en partie sa vitalité et, avec sa vitalité, elle perd en outre son aspect, son éclat, sa transparence, de telle sorte qu'elle paraît *noirâtre* et, en tous cas, plus sombre par comparaison avec les dents voisines qui ont conservé leur vitalité et leur couleur normales.

Comment, va-t-on se demander, vit, subsiste une dent privée de sa pulpe ou dont la pulpe a été détruite par les agents microbiens? Sans doute, elle ne possède plus les vaisseaux nourriciers principaux qui pénètrent par l'extrémité de la dent et s'épanouissent dans la

couronne, mais des parois de l'alvéole partent
des vaisseaux qui pénètrent dans le ligament
et dans le cément. Ces vaisseaux secondaires
assurent la nutrition du ligament ou péricément qui continue à fixer la dent dans l'alvéole et dans une certaine mesure, la nutrition
des parties superficielles des couches dures.

Ainsi s'explique que des dents privées de
leur pulpe, *dévitalisées*, ne s'éliminent pas,
puissent rester dans la bouche pendant des
années, à condition, toutefois, qu'elles aient été
bien soignées, que les agents infectieux aient
été détruits. Lorsque les agents infectieux ne
sont pas atteints et détruits, ils continuent,
comme nous le verrons, leurs méfaits dans les
tissus environnant la dent, ils y déterminent
de la *péricémentite* ou de *l'ostéite*, de l'*ostéo-
périostite*, à marche *aiguë* ou *chronique*. (Voir
chap. III.)

Autre conséquence de la marche envahissante de la carie, en dehors de celles que nous
venons d'exposer. Nous savons maintenant
que la carie, en raison de la différence de résistance de l'ivoire et de l'émail, progresse beaucoup plus rapidement aux dépens du premier
tissu qu'aux dépens du second ; il s'ensuit que
très souvent la couronne entière est détruite

par la carie, n'offre plus qu'une prise insuffisante, ce qui sera une grosse difficulté pour l'extraction de la dent ou pour son obturation qui réclamera des reconstitutions étendues et importantes. A ce degré de destruction et de fragilité consécutive, il arrive même que la dent se fracture pendant la mastication et que les débris soient avalés par mégarde.

Ces fractures partielles ou presque totales de la couronne créent des aspérités qui sont une source de dangers. La langue, en raison de sa forme et de sa mobilité, se moule exactement sur l'arcade dentaire et son frottement incessant ne tarde pas à faire apparaître une *ulcération* qui est fort douloureuse au point que la déglutition et la phonation peuvent en être entravées.

Au début, de la dimension d'une petite éraillure, ces ulcérations peuvent s'étendre en largeur et en profondeur, et prendre des proportions inquiétantes, mais ce n'est pas le danger capital qu'elles offrent. Leur danger réside en ce qu'elles se transforment chez les sujets âgés, prédisposés ou grands fumeurs, en une ulcération particulièrement grave, le *cancer de la langue*, dont la marche est rapide et envahissante.

Aussi, en présence d'une ulcération qui paraît banale de prime abord, le dentiste ne doit pas perdre de vue sa dégénération possible, sa transformation en ulcération maligne. Il doit, faisant appel à ses connaissances médicales générales, établir le diagnostic exact entre une ulcération simple, aphteuse, tuberculeuse ou cancéreuse ; et qui ne voit tout de suite que le dentiste, suivant la définition que nous en avons donnée, c'est-à-dire le stomatologiste, est bien armé pour remplir ce rôle.

En présence d'une ulcération simple, il n'effraiera pas inutilement le malade, ne l'entraînera pas à des consultations et des soins parfaitement superflus ; au cas d'ulcération maligne, il sera en mesure de porter un diagnostic précoce, de conseiller l'intervention d'un chirurgien général et cette intervention, pratiquée dès le début, peut sauver la vie du malade.

Enfin, il y a encore une autre raison de ne pas attendre que les lésions de la dent soient profondes, c'est la difficulté même du traitement, la longueur des séances opératoires, le nombre de consultations nécessaires.

Pour saisir combien délicat est le traitement de la dent dont la pulpe est atteinte, nous allons faire le *parallèle* des divers temps opératoires. 1° au cas de carie n'intéressant pas la pulpe, ou *carie non pénétrante* ; 2° au cas de carie intéressant la pulpe ou *carie pénétrante* et nous verrons tous les obstacles, toutes les difficultés auxquelles on se heurte dans le deuxième cas.

Pour guérir une *carie non pénétrante*, les divers temps opératoires consistent à enlever avec des instruments, *curettes* ou *fraises* montées sur le tour électrique, l'ivoire malade, puis, à transformer la cavité de carie en cavité susceptible de retenir, de garder la *matière obturatrice*, appelée vulgairement *plombage*, enfin, d'insérer la matière obturatrice choisie, or, *ciment, émail*.

De tous ces temps, le plus important pour le maintien de la guérison, c'est la résection du tissu malade, c'est le curettage de la cavité de carie. Fait avec des curettes tranchantes, *maniées à la main* dans les parties avoisinant la pulpe, on ne risque pas de blesser cette dernière, et les fraises doivent être employées pour enlever le tissu malade situé loin de la pulpe. C'est le temps opératoire le plus important et le plus délicat pour l'opérateur dont la main doit être sûre, ferme et douce tout à la fois.

Lorsque la carie intéresse la pulpe, que la *carie est pénétrante,* les manœuvres opératoires sont autrement complexes. Il faut d'abord détruire la sensibilité de la pulpe, sans quoi il serait impossible de curetter la cavité, puis, lorsque cette suppression de la sensibilité pulpaire a été obtenue, grâce à différents topiques placés dans la cavité, il faut bien se garder de laisser en place cette pulpe cautérisée, insensible et de la recouvrir d'une obturation, des douleurs ne tarderaient pas à apparaître sous l'obturation : douleurs sourdes ou aiguës, avec sensation d'allongement, impossibilité de rapprocher les mâchoires pendant la mastication et, si l'inflammation de la pulpe était déjà grande, *péricémentite, ostéo-périostite,* avec toutes les conséquences sérieuses qui seront exposées chapitre III.

Il importe donc de débarrasser la dent des débris pulpaires cautérisés et de tout extirper jusques et y compris les *filets nerveux inclus dans les racines.* Cette extirpation s'effectue avec deux sortes d'instruments, soit avec des *sondes quadrangulaires,* très fines, sur lesquelles on enroule des fibrilles de coton, soit avec des petites broches barbelées appelées *tire-nerfs.* L'instrument plongé dans un liquide antiseptique est introduit doucement dans le canal radiculaire jusqu'à son extrémité, puis, par un mouvement de rotation sur l'axe, on détache, on entraîne les filets pulpaires rendus préalablement insensibles. Lorsque les canaux sont naturellement très étroits, l'extrémité des racines très recourbée, ou les canaux rétrécis par dégénérescence calcaire de la pulpe, il peut arriver que l'instrument se torde, se casse à l'intérieur du canal ; l'instrument cassé est assez facile à enlever si c'est une sonde, très difficile ou même impossible si c'est un tire-nerf.

Devant ces difficultés opératoires, on a proposé d'enlever seulement la partie de la pulpe qui s'épanouit dans la couronne et de *laisser les filets pulpaires inclus dans les racines* en les recouvrant d'une pâte antiseptique ayant pour objet de réaliser la stérilisation, *l'embaumement* des filets nerveux, c'est ce qu'on appelle quelquefois *l'amputation de la pulpe.* De ce que l'extirpation totale des filets nerveux est très délicate, expose à des accidents, il ne s'ensuit pas que la méthode consistant à les laisser en place en les recouvrant d'une pâte même antiseptique soit meilleure.

Indépendant dans le débat et n'ayant

comme objectif que la vérité, nous avons expérimenté et étudié comparativement les deux méthodes et, ainsi qu'il fallait s'y attendre, c'est l'extirpation totale, effectuée avec asepsie parfaite, qui nous a donné la plus grande proportion de succès à *longue échéance.*

Nous disons à longue échéance, car l'embaumement par les pâtes antiseptiques donne un nombre respectable de succès si l'on n'observe les malades que pendant les premiers mois ou les premières semaines. Peu à peu, les éléments infectieux, paralysés et non détruits, reprennent leur virulence, à l'occasion d'une promenade en auto, d'un bain de mer, et la *péricémentite* éclate avec tout son cortège de douleurs et de complications graves.

Cette supériorité de la méthode nette, l'extirpation totale du tissu malade, en l'espèce des filets pulpaires inclus dans les racines, sur la méthode aveugle de l'embaumement grâce à une pâte antiseptique, est celle qui a donné en chirurgie générale des succès surprenants, alors que la méthode antiseptique, seule ou combinée avec une exérèse insuffisante, amène des récidives.

Prenons par exemple les *synovites à grains riziformes du poignet.* Tant qu'on a fait des extirpations ou exérèses incomplètes, avec cautérisations au chlorure de zinc, les récidives se sont montrées. Lorsqu'on a fait des dissections très fines, enlevé tous les points malades de la synoviale, la cautérisation a alors fait merveille. Nous pourrions multiplier ces exemples, la chirurgie générale est pleine de ces enseignements.

L'extirpation de la pulpe et des filets radiculaires une fois effectuée, on passe à la *désinfection des canaux ou des racines*, ce qui demande des séances plus ou moins répétées suivant le nombre et la forme des racines. Que si, dans notre ardeur à poursuivre et à détruire les agents infectieux, nous employions des antiseptiques trop forts ou trop énergiques, nous déterminerions des *péricémentites* et des *ostéites médicamenteuses* et le remède serait pire que le mal.

Aussi la base de la thérapeutique consiste, dans ces cas, non pas à user d'antiseptiques énergiques et caustiques, mais surtout à fortifier les moyens de défense naturels de l'organisme, à favoriser les échanges nutritifs et la phagocytose, bref à mettre en œuvre la thérapeutique médicale et chirurgicale appliquée en d'autres régions.

Enfin, lorsque la dent est débarrassée des micro-organismes, on procède à *l'obturation des canaux et de la couronne*; cette dernière devient relativement le temps le plus facile à condition que la cavité de carie ne soit pas trop grande et qu'on ne soit pas obligé de recourir à des reconstitutions importantes, coiffes en or, inlays, etc.

On voit, par tout ce qui précède, quelles difficultés multiples offre le *traitement des racines ou des canaux*. Ce traitement entraîne pour le patient de grandes pertes de temps, nécessite beaucoup d'expérience et d'habileté de la part de l'opérateur et un nombre considérable de consultations qui rendent le traitement forcément onéreux.

Au point de vue *social*, la conséquence de la difficulté de ces soins, c'est que la plupart du temps ces soins ne sont pas donnés ou sont mal donnés. Le nombre de patients dont les dents sont sacrifiées est incalculable. Bien des dents qui auraient pu être guéries et ne relevaient pas de l'extraction ont obligé ensuite à l'extraction parce que le traitement avait été mal conduit par insuffisance des opérateurs ou défaut de sincérité à l'égard des patients.

Interrogeant ces derniers, ils nous répondaient presque invariablement qu'ils s'étaient fait soigner *à forfait*, qu'on leur prenait *tant par dent*. Voyez-vous un médecin ou chirurgien général demandant tant par doigt, main ou jambe et traitant moyennant des honoraires uniformes une affection bénigne et une affection compliquée ! On doit aux malades la vérité et il vaut mieux, selon nous, ne pas entreprendre le traitement d'une lésion grave de la pulpe pour des honoraires insuffisants ou dérisoires, que d'escamoter le traitement, exposer le patient à la perte de sa dent, et, ce qui doit donner à réfléchir, à des accidents sérieux sous le plombage, *péricémentite, ostéite, abcès*, pouvant aller jusqu'à la *mortification* ou *nécrose* du maxillaire, accidents qui sont en tout semblables à ceux que nous exposerons en détails chapitre III.

La conclusion qui se dégage c'est qu'il est infiniment préférable à tous égards de ne pas attendre que les dents soient douloureuses pour aller consulter le spécialiste, qu'il y a lieu, par le brossage des dents et des lavages buccaux, de prévenir, dans une certaine mesure, l'apparition des caries.

Ces soins hygiéniques ne suffisent cependant pas pour mettre à l'abri des caries, il faut compter avec la susceptibilité, la fragilité originelle ou congénitale du système dentaire, qui est très variable chez les individus et il faut compter aussi avec les causes diverses qui amoindrissent à tout instant la résistance des tissus durs de la dent. Les fatigues, les veilles, les maladies générales, les travaux scolaires agissent tous en affaiblissant les dents comme l'organisme tout entier.

Aussi il importe, chez la majorité des sujets, de surveiller étroitement l'état d'intégrité du système dentaire et de rechercher, avant toute perception douloureuse, les cavités de carie. Certaines de ces caries sont d'ailleurs difficiles à reconnaître. Tel est le cas des caries interstitielles ou siégeant entre les dents. Pour les déceler, il faut s'aider d'un éclairage excellent et surtout ne pas faire un examen de pure forme, mais un examen minutieux, méthodique et complet. Tant vaut le diagnostic, tant vaut la sécurité pour le consultant.

CHAPITRE II

Quelle est l'origine de ce préjugé ? Il provient de ce que les patients mesurent la gravité des lésions à leur étendue apparente, interprétation qui n'est pas dénuée de fondement. Ainsi que nous le savons maintenant, lorsque la carie progresse, la couronne est détruite en largeur et en profondeur et il arrive un moment où la pulpe est touchée à son tour, ce qui complique singulièrement le traitement, nous l'avons vu.

Il provient également d'une deuxième constatation faite par les malades, c'est qu'une dent très cariée dont la couronne est presque détruite, offre des parois bien fragiles pour une obturation, que cette obturation a, par suite, peu de chances de durée, que ses bords sont très exposés à se fracturer.

Il y a encore une autre raison qu'invoquent les patients pour demander l'extraction, c'est qu'ils appréhendent la douleur provoquée par les *manœuvres opératoires*. Nous avons indiqué précédemment qu'un temps important et indispensable du traitement des caries profondes est *l'extirpation de la pulpe et des filets pulpaires*. Nous n'avons fait qu'effleurer les moyens de détruire la sensibilité pour les développer au moment voulu.

Deux méthodes s'offrent à nous pour rendre cette extirpation franchement indolore dans 98 p. 100 des cas et à peine perceptible dans 2 p. 100. Il suffit d'appliquer une bonne technique, d'employer correctement les moyens à notre disposition pour obtenir un résultat parfait. Toute persistance de la sensibilité est due à une erreur d'application et cette erreur est facile comme nous l'avons montré dans une étude antérieure.

La première méthode consiste à appliquer dans la cavité de carie un caustique puissant, dans l'espèce *l'acide arsénieux porphyrisé*, et de le recouvrir d'une obturation provisoire à la gutta-percha, afin que le médicament ne fuse pas, ne brûle pas les régions voisines. Appliqué après séchage très léger et très doux, il déterminera une destruction lente et complète de la pulpe. S'il est mal appliqué, il provoquera des douleurs vives, des brûlures de voisinage et, en outre, le résultat visé, c'est-à-dire la destruction de la pulpe, ne sera pas obtenue.

La deuxième méthode consiste à supprimer la sensibilité de la pulpe, de *façon indirecte*. On sait que lorsqu'on injecte une solution anesthésique autour d'un tronc nerveux, toute la partie située au-dessous, le bout périphérique de ce nerf et la région qu'il innerve, se trouvent insensibilisés. Il semble qu'au niveau de l'injection, le liquide a déterminé une *section du nerf*. Comme cette suppression de la sensibilité, cette anesthésie n'est que passagère et non durable, on dit qu'on a produit une *section physiologique du nerf*.

Pour produire la section physiologique des nerfs pulpaires, il faut porter le liquide anesthésique à l'extrémité de la racine, avant la pénétration du faisceau vasculo-nerveux dans la dent. Pour ce faire deux voies sont à notre disposition.

L'une consiste à *perforer le tissu osseux du*

maxillaire et à injecter le liquide directement au point voulu à travers cette petite perforation. Cette méthode qui est rationnelle n'est pas du goût de tous les patients, on le devine ; aussi ne l'employons-nous pas dans notre pratique personnelle.

L'autre voie consiste à injecter le liquide anesthésique dans la gencive et à imprégner, de proche en proche, les tissus de la surface vers la profondeur de façon à atteindre l'extrémité de la racine. Le point que l'on cherche à insensibiliser étant situé très profondément, il s'ensuit qu'il faut user de quantités élevées de liquide anesthésique, ce qui n'est pas sans inconvénients.

Chez certaines personnes, en effet, les tissus supportent très mal ces doses élevées, il se produit, après, des points plus ou moins étendus de *mortification* ou de *sphacèle* de la gencive et des réactions douloureuses très vives se manifestent lors du retour de la sensibilité normale.

Aussi cette méthode qui donne une bonne insensibilisation ne doit être employée qu'après examen attentif du *terrain* sur lequel on opère. Nous pensons qu'il vaut mieux acquérir l'expérience et le doigté que réclame l'application correcte et efficace du pansement arsenical que d'employer pour tous les cas les injections qui exposent les patients aux inconvénients précités.

En présence de caries ayant détruit presque toute la couronne, rien n'empêche donc, même chez les sujets qui appréhendent la douleur, qu'on procède à tous les temps opératoires que nous avons décrits précédemment : destruction ou insensibilisation de la pulpe, extirpation des nerfs avec les instruments appropriés, désinfection des canaux, obturation de ces canaux avec des pâtes antiseptiques. Reste à obturer la couronne ou plutôt à la *reconstituer* grâce à des procédés qui éviteront la fracture et la perte consécutive de la dent.

Plusieurs procédés sont à notre disposition. Si la perte de substance n'est pas trop considérable, ne compromet pas, à brève échéance, la solidité de la dent, on utilisera les *blocs* ou *inlays*. On réservera les *blocs en or* pour les molaires et on recourra aux *blocs d'émail* pour les dents antérieures et de façon générale pour toutes surfaces visibles qui frappent les regards étrangers.

Si la couronne est très fragile, est exposée à

une fracture prochaine, on procédera à une reconstitution beaucoup plus importante par les moyens de *coiffes en or* ou de *couronnes en porcelaine*. Ces reconstitutions donnent des résultats excellents tant au point de vue de la fonction masticatrice que de l'esthétique à condition de réserver les couronnes en porcelaine pour les dents visibles et les coiffes métalliques pour les dents du fond.

Ces travaux, disions-nous, reconstituent admirablement la fonction et l'esthétique, mais ils réclament une grande sûreté de main pour éviter, au cours de la préparation des racines, la blessure des organes voisins, langue, joues, lèvres, qui ne sont pas loin. En outre, l'ajustage doit être fait avec précision; sans une précision rigoureuse, la carie attaque, au bout d'un certain temps, les dents voisines et il en résulte qu'une reconstitution exécutée imparfaitement compromet trois dents au lieu d'une et le remède est pire que le mal.

Rien n'est donc perdu, même au cas de carie étendue de la couronne, puisqu'il est possible, comme nous venons de le voir, après traitement des canaux, de reconstituer cette couronne de façon parfaite et durable.

Qu'arrive-t-il si des dents guérissables sont

abandonnées à elles mêmes, ne sont pas traitées ou obturées ou si elles sont extraites. Nous verrons dans le chapitre suivant ce qu'elles deviennent si elles ne sont pas traitées ; voyons dès maintenant quelles sont les conséquences de l'extraction appliquée systématiquement et à tort à des dents guérissables.

La perte d'une *dent antérieure*, trouble l'élocution, offense l'esthétique ; aussi son remplacement par la prothèse s'impose-t-il à brève échéance. Or, il est bien préférable d'avoir une couronne en porcelaine scellée dans une racine préalablement soignée qui remplit toutes les fonctions d'une dent naturelle que d'avoir une dent artificielle fixée par un *appareil à plaque* ou par un *bridge*. L'appareil à plaque est un peu encombrant pour une dent ; le bridge nécessite la préparation des points d'appui, autrement dit une *mutilation partielle de dents saines* puisqu'il faut creuser, dans les dents voisines, des cavités capables de recevoir les extrémités du pont ou bridge.

Lorsque c'est une *dent du fond* qui disparaît, on ne se soucie pas toujours de la faire remplacer et cependant ce vide est générateur des inconvénients que nous allons analyser.

Au bout de quelque temps on remarque, en

effet, que la dent située en face, sur l'autre maxillaire, en un mot, que la *dent antagoniste s'allonge.* Or, cet allongement, qui est seulement apparent, provient de la sortie, de l'expulsion graduelle, hors de son alvéole, de cette dent qui peu à peu s'ébranle et tombe prématurément.

On remarque encore que les dents immédiatement voisines de la dent extraite ne conservent pas leurs positions et orientations primitives et normales. Sous l'influence des *forces masticatrices,* elles s'inclinent légèrement du côté de l'espace laissé vide et en s'inclinant ainsi elles s'éloignent des dents avec lesquelles elles étaient en contact. Il s'ensuit qu'il se crée des espaces interdentaires très nuisibles à la conservation de la denture.

De quelle manière ? C'est bien simple à comprendre. Les débris alimentaires s'insinuent dans ces espaces interdentaires et si le nettoyage de la bouche n'est pas effectué régulièrement après les repas, les micro-organismes qui sont légion dans la bouche fabriqueront, suivant le mode déjà connu, des acides de fermentation qui attaqueront l'émail de ces dents et détermineront des cavités de carie.

Lorsque, au lieu d'une dent, c'est deux ou

trois qui disparaissent, la mastication se trouve entravée et compromise. Cette insuffisance de la fonction masticatrice est nocive pour l'estomac. Le travail moteur et secrétoire de cet organe est augmenté du fait qu'il reçoit des aliments incomplètement insalivés et triturés et des troubles gastriques ne tardent pas à apparaître.

Si les vides sont répartis plus d'un côté que de l'autre et que la fonction masticatrice s'exerce d'un seul côté deux sortes de troubles peuvent survenir. Tantôt les dents saines situées de chaque côté des dents absentes se couvrent de *tartre dentaire*. Produit de l'activité des micro-organismes de la bouche aux dépens de la salive, il sera d'autant plus abondant que ces micro-organismes ne seront pas entraînés, balayés pendant l'acte masticatoire. A mesure que ce tartre se dépose sur la couronne puis sur le collet de la dent, il tend à refouler la gencive, à la décoller et, à un moment donné, éclatent des douleurs de *gingivite expulsive* sans carie, sans perte de substance de la couronne et sur lesquels nous reviendrons plus tard.

Tantôt, sous l'influence de ce fonctionnement uni-latéral des mâchoires, il se produira une transformation plus ou moins profonde dans les rapports des dents antagonistes. Déviation, allongement des dents déjà signalés peuvent s'accompagner, chez les sujets jeunes, à système osseux malléable, de déformations portant sur le maxillaire lui-même et la distance normale des deux mâchoires se trouve diminuée ou supprimée au point qu'il est difficile ou impossible de placer l'appareil prothétique demandé par les patients.

Enfin, ces vides créés par des extractions multiples produisent encore un inconvénient chez les personnes dont la joue est charnue et pleine. La joue se porte du côté de l'espace laissé libre par les dents extraites, fait *hernie partielle dans la cavité buccale* et, lorsque les patients réclament tardivement la reconstitution de leur arcade dentaire par un appareil prothétique, il n'est pas rare que la joue vienne encore faire saillie entre les dents naturelles et artificielles ce qui amène son pincement ou son écrasement assez désagréable et douloureux.

De tout ce qui précède, il résulte qu'il vaut mieux, chaque fois qu'on le peut, recourir aux procédés de reconstitution que nous avons décrits plutôt que de recourir à l'extraction, et si les extractions ont été nécessaires, il faut faire appel le plus tôt possible à la prothèse afin de rétablir la fonction masticatrice, empêcher des déformations profondes portant sur les dents et sur les maxillaires, déformations qui peuvent devenir un obstacle à l'établissement d'une prothèse à la fois simple et confortable.

CHAPITRE III

ON PEUT CONSERVER IMPUNÉMENT LES RACINES
NON DOULOUREUSES

Qu'advient-il si la dent atteinte profondément, dont la couronne est en partie détruite, n'est pas traitée et obturée ou reconstituée, comme nous l'avons exposé dans les chapitres précédents ? Il arrive que la couronne de plus en plus fragile se fracture, s'émiette, tombe par morceaux et que finalement il ne reste plus que des débris coronaires ou des racines.

On croit, communément, qu'il n'y a aucun inconvénient à conserver ces racines et que par exemple, au cas d'ulcération de la langue, le meulage de la racine prévient l'aggravation de cette ulcération et toutes complications éventuelles. Si la dent était un organe indépendant sans relations avec l'organisme, ce serait possible, mais il n'en est rien. Nous avons

3

vu que l'appareil dentaire était en relations étroites avec des vaisseaux, artères et veines, qu'il est fixé dans les alvéoles par un ligament ou péricément et que de ces derniers, alvéole et péricément, partent, en outre, des vaisseaux lymphatiques qui se rendent aux ganglions de voisinage.

Les agents infectieux, les *micro-organismes*, qui ont envahi la pulpe et provoqué les réactions si vives de la rage de dents, n'ont pas attendu notre permission pour remonter plus haut vers l'extrémité de la racine et aller coloniser, se multiplier dans le péricément d'abord, créant de la *péricémentite*, et dans l'alvéole même, créant de l'*ostéite*.

Aussi, voyez cette personne qui vous montre triomphalement son dentier posé sur des racines qui ont été meulées ou sectionnées rapidement afin d'éviter, c'est l'excuse donnée, le retrait de la gencive. Cette personne ne se doute peut-être pas que pendant qu'elle vous parle, vous préféreriez qu'elle fût à bonne distance, tant l'odeur qui se dégage de sa bouche est désagréable. Si cette personne se pique de coquetterie, elle n'a pas précisément atteint son but.

Regardez un peu plus attentivement cette

bouche et vous verrez les gencives formant un *liseré rouge, gonflé* et par endroits vous apercevrez l'os maxillaire lui-même au dessus de ce liseré, *déformé* et *saillant*. Ces déformations, ces saillies des gencives et des maxillaires ne sont pas d'un très joli aspect mais sont, en outre, l'indice, la manifestation d'une *inflammation lente, chronique* de l'os lui-même.

Quelles sont les conséquences immédiates ou prochaines de cette inflammation simplement chronique ? La déformation, l'épaississement du maxillaire et de l'alvéole ne se constituent pas seulement dans les régions extérieures, mais dans toutes les parties de l'alvéole, de telle sorte que les racines qui plongent dans ces alvéoles sont *soulevées, expulsées peu à peu*. Il en résulte qu'au bout d'un certain temps, la pièce prothétique qui a été mise sur des racines semblables est soulevée elle-même, qu'elle *perd sa stabilité première*, qu'il faut la modifier ou la remplacer. Ainsi le motif invoqué, à savoir que la présence des racines maintient aux gencives leur hauteur normale et ne nécessite pas l'établissement d'un deuxième appareil, est faux en grande partie, puisque très souvent le résultat est défectueux en se plaçant au seul point de vue prothétique.

Mais ces accidents *d'ostéite* ou *d'ostéo-périos-tite* à marche chronique, indolores ou presque indolores, peuvent fort bien ne pas rester stationnaires. Qu'il survienne une cause susceptible de diminuer la résistance du sujet comme fatigue, surmenage, refroidissement, et les micro-organismes inclus dans la dent (parmi lesquels le *streptocoque* et le *staphylocoque* sont très fréquents), reprennent leur virulence, leur activité et éclatent des accidents de péricémentite, d'ostéite, d'ostéo-périostite aiguës, avec *suppuration et abcès*.

Ces phénomènes ou ces complications de la carie s'accompagnent de douleurs, de gonflement de la région, de *fluxion*, de difficulté à ouvrir la bouche, c'est-à-dire, de *trismus* ou contracture des muscles masticateurs par propagation de l'inflammation à ces derniers ; la fièvre se déclare, l'appétit diminue ou disparaît. Tous ces symptômes persistent jusqu'à ce que l'abcès s'ouvre et que le pus se vide à l'extérieur.

Dans cette marche pour s'ouvrir au dehors, le pus peut suivre des voies différentes, variables avec les régions intéressées. Il peut venir se vider au-dessus de la gencive, dans l'intérieur de la bouche, créant une *fistule alvéo-*

laire ; c'est la voie la plus favorable. L'ostéo-périostite suppurée sera arrêtée momentané-ment, mais elle pourra se reproduire dans un délai plus ou moins rapproché, créant à ce niveau un *abcès chronique* ou *abcès à répétition*.

Dans une autre alternative, le pus, au lieu de pointer dans l'intérieur de la bouche, viendra s'ouvrir à l'extérieur du côté de la *joue* ou du *menton,* ouverture laissant à sa suite une *cicatrice indélébile.*

Enfin, dans une dernière alternative, le pus viendra se déverser dans les cavités naturelles dont est creusée la face, dans les *sinus maxillaires* et déterminera une *sinusite maxillaire* se traduisant par des douleurs sous-orbitaires, de l'écoulement purulent et fétide par le nez, sinusite qui réclame un traitement particulier et supplémentaire de la part du rhinologiste.

Si l'on n'intervient pas, qu'on abandonne à eux-mêmes les *abcès chroniques, à répétition,* il ne faut pas croire que ce soit sans dommage. Le pus déversé par les fistules est dégluti, dans le courant de la journée, avec la salive et il détermine des *troubles gastriques* avec phéno-mènes surajoutés *d'intoxication générale chronique* se traduisant par la diminution de l'appé-tit, de la faiblesse générale, un mauvais teint, légèrement plombé ou terreux, avec petites poussées fébriles.

Dans d'autres circonstances, ces abcès chroniques se vident mal, s'étendent aux dépens de l'os maxillaire lui-même qu'ils détruisent de proche en proche et le maxillaire se *mortifie* peu à peu ou se *nécrose*. A la suite de cette nécrose ou mortification de l'os, l'écoulement du pus se rétablit plus abondant et les troubles concomitants, gonflement de la région, contracture des mâchoires avec impossibilité de s'alimenter normalement, ne disparaissent, à condition que l'intervention ait lieu, qu'avec l'élimination, c'est-à-dire la perte d'une partie plus ou moins étendue de l'os nécrosé.

L'infection jusqu'ici limitée aux tissus en rapport immédiat avec la dent malade, peut encore gagner, par la voie des *vaisseaux lymphatiques* que nous avons signalés, les *ganglions de voisinage* et, suivant la virulence des agents infectieux ou le degré de réceptivité, de faiblesse du sujet, déterminer des *adénites chroniques* ou *aiguës*, ou des *adéno-phlegmons* par propagation de l'inflammation au tissu cellulaire entourant les ganglions.

Nous venons d'envisager une série de complications dues à l'extension de l'infection et de la suppuration aux tissus directement en rapport, ou par l'entremise des vaisseaux lymphatiques, avec l'extrémité de la dent malade. Dans d'autres circonstances, les racines sont le point de départ de *tuméfactions* qui évoluent d'ordinaire de façon sourde, insidieuse et les patients constatent, à un moment donné, entre la joue et la gencive, de véritables *tumeurs* ou *kystes*. C'est à ces cavités kystiques qu'on a réservé les noms de *kystes appendiculaires*, de *kystes paradentaires*.

Les *kystes appendiculaires* doivent leur nom à ce qu'ils restent appendus, très souvent, à l'extrémité des racines lorsqu'on procède à leur extraction; ils sont de petite dimension, habituellement de la grosseur d'un grain de millet. Ils se trouvent fréquemment à l'extrémité des racines lorsque les dents n'ont pas été traitées convenablement, qu'elles ont été obturées après traitement insuffisant des canaux.

Si l'extraction n'est pas faite, commandée par des douleurs de péricémentite, ces petits kystes deviennent grands, comme le poisson de la fable, et, en se développant, ils dilatent puis usent le maxillaire, le traversent et viennent s'épanouir dans le vestibule le plus généralement, entre la joue et la gencive, sous forme de tumeurs arrondies de la dimension d'une *noisette* ou d'une *noix.* Ce sont les *kystes paradentaires.* La destruction de la mâchoire par le kyste explique qu'à un moment donné, on perçoive par la palpation la sensation de *crépitation parcheminée* : le maxillaire éclaté, transformé en lamelles, crépite alors comme un os fracturé.

Quelle est l'évolution de ces kystes, d'où viennent-ils, guérissent-ils spontanément ?

Ces kystes se rompent quelquefois spontanément, un liquide jaune-verdâtre s'écoule, la tumeur s'affaisse, mais si la paroi interne du kyste n'est pas détruite, la tumeur se reproduit. Il arrive aussi qu'à la suite de cette rupture, la cavité du kyste s'infecte, suppure et qu'on ait toutes les apparences d'un *abcès.*

Au lieu de se produire du côté de la bouche, du vestibule, il advient également que l'extension du kyste se fasse du côté des cavités naturelles creusées dans la face, qu'un kyste développé à l'extrémité d'une racine supérieure, *envahisse la cavité du sinus maxillaire.* Il se déclare consécutivement une forme grave de sinusite maxillaire qui amène, à la longue, la déformation extérieure du visage, qui est plus difficilement décelable qu'une sinusite simple, puisque le pus enfermé dans la poche kystique ne peut s'écouler par le nez, et qui nécessite de la part du rhinologiste une opération plus sévère. Dans ces cas d'envahissement du sinus par le kyste paradentaire, il faut procéder en effet à la *cure radicale*, autrement dit au curettage de toute la cavité sinusienne.

Dès qu'ils sont diagnostiqués, ces kystes ne doivent donc pas être abandonnés à eux-mêmes, ils doivent être opérés. Deux méthodes s'offrent à nous dont voici, selon nous, les indications respectives. S'ils sont arrivés au *stade de suppuration*, il faut les inciser, évacuer le pus, les drainer en un mot, puis détruire la *membrane épithéliale interne* avec des caustiques, chlorure de zinc, créosote, teinture d'iode. S'ils sont à parois fermes, résistantes, on peut leur appliquer avantageusement le procédé adopté pour les kystes d'autres régions, kystes du poignet, du creux poplité, à savoir *l'énucléation* qui consiste à disséquer leurs attaches et à les enlever en bloc ; la guérison est ainsi très rapide.

Quant à la dent elle-même, on en fera l'extraction au cours de l'intervention, si c'est une racine inutilisable ; on la traitera au contraire par les méthodes conservatrices si elle peut être utilisée. Ces procédés ont tous pour but de détruire, de reséquer l'extrémité de la racine malade sur une étendue de 1 à 2 millimètres de façon que le kyste ne puisse plus se reproduire.

Quelle est l'origine de ces kystes, comment et aux dépens de quels tissus se développent-ils ? On est peut-être curieux de le savoir. Pour saisir l'origine de ces kystes, il est indispensable de rappeler succinctement quelques notions ayant trait au *développement embryologique* de la dent.

Les dents sont constituées, chez l'embryon, par un *follicule dentaire* qui se compose lui-même d'une couche extérieure ou *émail*, et d'une couche profonde ou *ivoire*. L'émail provient directement du *revêtement épithélial* des gencives ; l'ivoire (et la pulpe y contenue) provient du *tissu embryonnaire de la mâchoire*. Ces deux tissus marchent l'un au-devant de l'autre et se soudent pour constituer le follicule. A mesure que la dent se développe, elle repousse extérieurement la couche d'émail et lorsqu'elle est arrivée à son plein développement, la couche d'émail coiffe à la manière d'un gant la couche d'ivoire. Il s'ensuit que sur les côtés de cette couche d'ivoire se trouvent, puisque l'émail ne recouvre que la couronne, des *cellules épithéliales* qui sont très éloignées de la gencive, perdent tout rapport avec la gencive et l'émail de la couronne et qui constituent de véritables *débris épithéliaux*.

Ces débris épithéliaux, ces cellules inutilisées restent ainsi dans l'alvéole, autour de la dent, sans manifester leur présence ; mais qu'ils soient réveillés par une action extérieure, celle des micro-organismes par exemple, et ils reprennent leur activité originelle de tissus embryonnaires ; ils se multiplient et engendrent les tumeurs ou kystes paradentaires et appendiculaires dont nous avons donné les caractères extérieurs.

Mais quelle différence, nous dira-t-on, y a-t-il entre ces complications ou accidents différents, ostéo-périostites, kystes, adéno-phlegmons, développés par abandon de racines malades et ceux qui surviennent sous les obturations ou plombages, lorsque le traitement a été mal conduit, la gravité des lésions méconnue ? Il n'y en a aucune en ce sens qu'éclatent également péricémentites, ostéites, adéno-phlegmons ; la seule différence c'est que ces complications suivent parfois à échéance assez rapprochée le traitement insuffisant et qu'elles se manifestent avec plus de violence et d'acuité. Ici, comme dans les autres régions de l'organisme, les agents infectieux acquièrent dans les cavités closes une virulence exaltée, décuplée.

Telles sont les complications multiples provoquées par l'infection des dents dans leur voisinage immédiat ou dans les tissus avec lesquels elles sont reliées directement par les vaisseaux lymphatiques. Il existe, toutefois, une autre catégorie de complications dues à des *infections à distance* et qui nous retiendront quelques instants.

Les micro-organismes contenus dans les cavités de carie, dans les interstices dentaires qui constituent leurs refuges naturels, ne limitent pas leur action par pénétration, envahissement des tissus dentaires proprement dits ; ils essaiment encore dans les différentes régions de la bouche et même à grande distance de la cavité buccale.

Nous avons déjà signalé les ulcérations de la langue provoquées par le contact incessant de cette dernière contre les bords tranchants des cavités anfractueuses et irrégulières de carie et noté qu'elles dégénéraient souvent, prenaient un très mauvais aspect. Cette aggravation de l'ulcération simple, primitive, est due à ce que l'infection partie des dents et de la bouche est venue surajouter ses effets à l'éraillure initiale d'origine mécanique.

S'il existe des dents saines au voisinage de ces racines suppurantes et infectées, leur intégrité ne tarde pas à être altérée, suivant deux modes différents. Les micro-organismes n'étant plus balayés ou l'étant insuffisamment par l'acte masticatoire, produisent, par action sur les débris alimentaires, des acides de fermentation qui attaquent l'émail et déterminent des cavités de carie; ou bien exerçant leur activité aux dépens de la salive, ils fabriquent du *tartre dentaire* qui se dépose sur le collet, refoule peu à peu la gencive et amène le déchaussement et l'ébranlement des dents. Ces deux processus ne sont, d'ailleurs, pas exclusifs l'un de l'autre et peuvent fort bien coexister.

Lorsque les cavités de carie se trouvent au fond de la bouche, les agents infectieux déterminent, sous l'influence de conditions favorables pour eux et mauvaises pour le sujet — refroidissement, fatigue, — des inflammations de voisinage, des *angines*, des *amygdalites* qui se reproduisent tant que les soins ne sont pas donnés et qui disparaissent lorsque les lésions dentaires ont été traitées de façon appropriée.

Bien des *angines à répétition*, interminables, n'ont pas d'autre cause : des dents ou racines malades au voisinage de l'arrière-gorge et du pharynx.

Ces agents infectieux, staphylocoques, streptocoques notamment, n'agissent pas toujours isolément, ils agissent souvent de concert avec d'autres bacilles pathogènes comme celui de la *diphtérie* et ces associations microbiennes, bacilles de la suppuration, bacilles du croup, ne sont pas un élément de salut pour le malade, on le devine. Au lieu d'avoir à lutter contre une seule espèce microbienne, l'organisme se trouve aux prises avec plusieurs et il est finalement débordé.

Dans d'autres circonstances, les agents infectieux se portent vers *l'orifice des glandes salivaires,* notamment du canal d'excrétion de la *glande parotide* et y déterminent des *parotidites* aiguës et suppurées particulièrement graves. Ces parotidites surviennent surtout dans la convalescence des maladies générales ou à la suite de grosses opérations qui ont amoindri la résistance de l'organisme. Sous l'influence des poussées fébriles, la sécrétion salivaire est moins abondante et le canal d'excrétion de la glande parotide n'étant plus

balayé mécaniquement par la salive, les staphylocoques, streptocoques envahissent très
aisément ce canal et vont se multiplier jusque
dans la glande elle-même dont ils amènent la
suppuration.

Enfin les micro-organismes, partis de la
bouche, vont porter leur action nocive à bien
plus grande distance. Tel est le cas du *pneumo-
coque* qui se trouve habituellement dans la partie arrière de la cavité buccale et qui va déterminer dans les lobes du poumon des *pneumonies* ou des *broncho-pneumonies*, ces dernières
par association avec d'autres microbes, streptocoques, bacille de Friedlander, etc.

La conséquence de ces derniers faits est
qu'une asepsie rigoureuse de la bouche doit
être réalisée et surveillée au début et pendant
le cours des maladies infectieuses, comme la
rougeole, la *fièvre typhoïde*, où les complications broncho-pulmonaires sont si fréquentes,
que cette asepsie ne sera pas non plus négligée
avant ou après les interventions graves, notamment les *interventions abdominales*.

En résumé, on le voit, le préjugé consistant
à regarder les racines non douloureuses comme
ne réclamant aucun traitement, est désastreux
à beaucoup d'égards, puisque, au moment où

l'on y pense le moins, elles sont susceptibles de provoquer, après un simple refroidissement, des complications multiples, *abcès dentaires, adéno-phlegmons, angines, amygdalites* et, au cours des maladies infectieuses, après les grandes interventions chirurgicales, des *parotidites,* des *broncho-pneumonies* redoutables, à une période où l'organisme déjà affaibli n'a pas besoin de ces nouveaux assauts. La conséquence générale de tous ces faits, c'est qu'à l'état de santé, avant d'être surpris par une opération urgente ou une maladie aiguë, il importe que les *dents cariées soient traitées et obturées convenablement* ou *extraites.*

CHAPITRE IV

FAIRE SAIGNER LES GENCIVES CONSTITUE UN EXCELLENT MOYEN DE CONSERVER LA DENTURE

Bien des personnes s'imaginent qu'en se brossant les dents pour empêcher la stagnation des débris alimentaires et, dans une certaine mesure, l'apparition des caries dentaires, elles peuvent brosser en même temps leurs gencives au point de les faire saigner régulièrement. Que vaut cette croyance si répandue ? C'est ce que nous allons examiner.

Pour bien comprendre ce qui va suivre, il est bon que nous rappelions succinctement la structure de la région intéressée. A l'union de la couronne et de la racine, c'est-à-dire du *collet*, la dent s'enfonce dans l'alvéole où elle est fixée, comme nous le savons, par une membrane fibreuse appelée *ligament* ou *péricément*. Ce ligament, qui s'étend des parois alvéolaires à la surface de la racine, se continue, du côté du collet, avec les couches profondes de la gencive. La gencive, d'autre part, entoure étroitement et sertit la dent dans toute l'étendue du collet.

Il s'ensuit que, dans cette région, le ligament ou péricément n'est protégé que par la faible hauteur de la gencive et l'adhérence de cette dernière au collet de la dent. Que cette adhérence diminue, que la gencive se détache en certains endroits et voilà le ligament, cette membrane ténue, dont le rôle de soutien est si important, exposé à toutes les attaques des micro-organismes contenus dans la bouche.

Connaissant cete fragilité de la *région gingivo-dentaire*, nous voyons, maintenant, combien nocif est le brossage des gencives, brossage énergique au point de les faire saigner. Il ne tend à rien moins qu'à détacher, éloigner les gencives de la dent, à créer de petits espaces, des *culs-de-sacs* où les micro-organismes se retrancheront et où ils pourront attaquer lentement et sûrement la membrane de soutien de la dent, c'est-à-dire le ligament.

Mais, nous dira-t-on, si le brossage des gencives n'est pas effectué, le *tartre dentaire* se déposera au collet des dents et les gencives deviendront saignantes et douloureuses. Sans aucun doute, c'est bien ainsi qu'agissent extérieurement les dépôts de tartre qui sont abandonnés à eux-mêmes, qui ne sont pas enlevés au fur et à mesure de leur production.

Cette ablation du tartre, ce qu'on appelle parfois le *nettoyage de la bouche*, est une opération beaucoup plus délicate qu'on ne le croit. Il importe de détacher les particules calcaires en passant sous la gencive, mais sans la décoller. La main fermement appuyée sur l'arcade dentaire doit enlever, avec les grattoirs appropriés, les concrétions de bas en haut pour les dents inférieures et de haut en bas pour les dents supérieures. A tout moment on doit éviter de déraper, de blesser la gencive, bref d'aggraver par des décollements intempestifs les lésions pré-existantes. Aussi nous ne comprenons pas qu'une opération qui réclame autant de sûreté de main, dont les conséquences peuvent être si nuisibles pour l'avenir de la denture d'un sujet, soit considérée comme de très faible importance et confiée aux assistants ou aux élèves, les plus jeunes et les plus inexpérimentés. C'est le contraire qui devrait avoir lieu.

Produit, nous le savons, de l'activité des micro-organismes buccaux sur la salive, le tartre dentaire existe en abondance dans des régions déterminées, à l'orifice des canaux d'excrétion des glandes salivaires notamment. En haut, on le trouve par conséquent sur la face externe des grosses molaires, au niveau du canal d'excrétion de la glande parotide ; en bas, on le trouve sur la face postérieure des incisives et canines, au niveau des canaux d'excrétion des glandes salivaires sous-maxillaires et sub-linguales. En dehors de ces points d'élection, il se produit en grande quantité, nous l'avons mentionné, toutes les fois que la fonction masticatrice est entravée soit par suite de dents ou racines douloureuses, soit par absence de plusieurs dents.

Qu'advient-il si le tartre dentaire est abandonné à lui-même, s'il n'est pas enlevé? Il arrive qu'en s'accumulant autour du collet, il refoule, décolle la gencive, porte l'infection dans les points décollés puisqu'il est lui-même chargé de micro-organismes ; il favorise, en outre, la pénétration en ces points des autres micro-organismes de la bouche et notamment des agents de la suppuration.

Au bout de quelque temps, on observe de la rougeur de la gencive, puis elle devient gonflée, saignante, un peu douloureuse ; le malade ressent des agacements, de la gêne pendant la mastication et si l'on presse sur la gencive, on fait sourdre une certaine quantité de pus, d'où le nom de *pyorrhée* donné quelquefois à ce stade de l'affection.

Si le traitement n'intervient pas, les lésions ne feront que se développer ; le pus, en séjournant dans les *culs-de-sac gingivaux*, attaquera successivement les bords de l'alvéole, le ligament lui-même et, à la suite de cette destruction osseuse et ligamenteuse, la gencive s'affaisse, la dent paraît déchaussée, plus longue, elle se dévie, s'ébranle peu à peu. A cette période, suivant que c'est le retrait de la gencive ou la destruction alvéolaire qui a frappé l'attention, on a appelé l'affection *gingivite expulsive* ou *ostéite alvéolo-dentaire*.

Enfin, dans une phase ultime, le processus suppuratif continuant à s'étendre dans les parties profondes, le ligament est détruit, la dent s'ébranle de plus en plus et finit par s'éliminer. Cette élimination est quelquefois indolore ou accompagnée de douleurs très faibles ; très nombreux sont les malades qui perdent ainsi toutes leurs dents sans souffrance marquée. D'autres fois, au contraire, l'infection gagne les vaisseaux et les nerfs pulpaires, avant leur entrée dans la dent, remonte jusqu'à l'intérieur de la couronne et éclatent des douleurs de *rage de dents* en tout semblables à celles qui sont consécutives à la pénétration des agents infectieux par les cavités de carie. L'extraction, dans ces cas, s'impose pour mettre fin aux douleurs.

Jusqu'ici les lésions étaient somme toute limitées à la membrane de soutien, à la paroi alvéolaire, à la dent elle-même, mais la suppuration peut s'étendre dans le maxillaire et il peut survenir des *mortifications* ou *nécroses* avec toutes leurs conséquences, suppuration interminable, fétidité de l'haleine, contracture des mâchoires et finalement élimination d'un séquestre, c'est-à-dire perte d'un fragment plus ou moins grand de la mâchoire. Pour être moins fréquentes qu'après l'infection consécutive à la carie, ces complications n'en sont pas moins à craindre, chez les sujets affaiblis ou intoxiqués.

L'état général joue, en effet, dans l'apparition de ces complications de la gingivite expulsive ou ostéite alvéolo-dentaire, un rôle capital. Chez les personnes atteintes de *diabète*, *d'albuminurie*, l'affection évolue très rapidement ; aussi chez ces malades, le traitement doit-il être institué de bonne heure, la surveillance de la bouche constante et non irrégulière.

En quoi consiste donc le traitement qui permet d'enrayer l'affection et de conserver le système dentaire en état d'intégrité et de bon fonctionnement ? Il faut d'abord, et dès le début, enlever le tartre dentaire dont nous connaissons la nocivité, puis détruire, supprimer les clapiers, les culs-de-sac gingivaux dans lesquels le pus séjourne. Suivant l'état général des malades, la profondeur de ces clapiers, la forme clinique, on recourra soit à des cautérisations ignées, soit à des cautérisations chimiques.

Ces cautérisations chimiques seront effectuées non pas avec des substances trop caustiques ou trop énergiques qui peuvent déterminer des *péricémentites*, des *ostéites médicamenteuses*, mais avec des caustiques doux, à action limitée, qui ne se diffusent pas. Bref, la thérapeutique rationnelle aura pour but de juguler l'infection, de renforcer les moyens de défense naturels des tissus sans produire d'effets nocifs.

Lorsque le traitement n'est pas institué, stagnation du pus entre la gencive et les dents n'offre pas seulement les inconvénients locaux que nous avons signalés, le pus peut ensemencer les régions voisines et, chez un sujet qui n'a pas trace de carie, dont les dents sont en apparence intactes, mais chez lequel existe de la gingivite expulsive, ou pyorrhée, des *complications à distance* sont toujours à craindre, angines, parotidites, broncho-pneumonies, complications sur lesquelles nous n'insisterons pas puisque nous les connaissons déjà et qu'elles sont en tout semblables à celles qui sont consécutives à la présence des germes infectieux dans les cavités de carie.

La conclusion finale du débat c'est que les gencives seront traitées, dès qu'elles saignent ou avant même qu'elles ne saignent, sous l'influence de l'irritation produite par le tartre dentaire, afin d'éviter les complications locales et à distance, mais qu'on ne doit pas, dans le but de conserver la denture intacte, brosser les gencives au point de les faire saigner.

CHAPITRE V

LES PRÉJUGÉS RELATIFS AUX PROCÉDÉS D'INSENSIBILISATION LOCALE

On appelle, comme on sait, insensibilisation ou *anesthésie locale*, celle qui vise à obtenir la suppression de la sensibilité et de la douleur dans un point déterminé et circonscrit de l'organisme par opposition avec *l'anesthésie générale* par laquelle on obtient la suppression de la motilité et de la sensibilité de l'organisme tout entier. La première se réalise par action directe de certains corps ou substances sur le point qu'on désire anesthésier ; la seconde par inhalations de vapeurs qui pénètrent dans les poumons, se dissolvent dans le sang, sont entraînés dans la circulation générale, portés jusqu'aux centres nerveux, repris par la circulation générale et éliminés par les reins.

Cette division en anesthésiques locaux et

anesthésiques généraux n'e.' pas tout à fait
exacte et demande à être précisée, car toute
substance anesthésique introduite par injections dans les tissus, pour réaliser une insensibilisation locale, est absorbée par les vaisseaux,
entraînée également dans la circulation générale, portée jusqu'aux centres nerveux et éli-
minée par les reins. Si l'on appelle ces anesthésiques *locaux* et non généraux, c'est qu'ils
ne produisent pas l'anesthésie générale, qu'ils
ont un pouvoir anesthésique purement local
et qu'on fait abstraction de leur action sur la
circulation générale et le système nerveux
central. Cette action simultanée, *locale et
générale*, ne doit cependant jamais être perdue
de vue au moment de leur emploi.

Nous avons défini l'insensibilisation locale
celle qui est obtenue directement sur le point
qu'on désire anesthésier. Cette définition, elle
aussi, demande des précisions plus grandes. En
effet, certaines substances injectées dans les
tissus, comme la cocaïne, stovaïne, novocaïne,
hypnine, produisent dans certaines conditions l'anesthésie de toute une région. Il suffit
pour réaliser cette *anesthésie régionale* de porter le liquide anesthésique au contact d'un
tronc nerveux, d'en imprégner ce dernier et

l'on constate alors que tout le territoire in-
nervé par lui a perdu sa sensibilité normale ;
il semble que l'injection a produit une section
du nerf et comme cette anesthésie est passagère, et non durable, on l'a dénommée *anesthésie sectionnelle* ou section physiologique du
nerf.

Dans la bouche, cette méthode d'anesthésie
sectionnelle n'est pas applicable, du moins pra-
tiquement. On a bien essayé d'aller injecter le
nerf dentaire inférieur avant sa pénétration dans
le canal dentaire, au niveau de l'épine de
Spix, mais les résultats sont très inconstants.
Cette méthode est, d'ailleurs, mal acceptée par
les patients qui ne voient pas sans appréhen-
sions porter une injection au niveau du pharynx pour anesthésier une ou plusieurs dents
de la mâchoire inférieure; aussi ne l'employons-
nous jamais. En outre elle ne donne aucun
résultat pour le maxillaire supérieur ; elle est
donc à la fois insuffisante et limitée.

Nous avons déjà indiqué (chap. II) que pour
insensibiliser la pulpe dentaire au moyen d'injections, il fallait porter le liquide anesthésique
jusqu'au bout de la racine avant l'entrée des
nerfs pulpaires dans la dent afin de produire à
ce niveau une section physiologique. Lors-

qu'on se propose de pratiquer l'extraction d'une dent, le but de l'injection est d'anesthésier les tissus avec lesquels cette dent est intimement unie, c'est-à-dire avant tout le ligament ou péricément, et dans une certaine mesure la gencive qui adhère au niveau du collet.

Il s'ensuit qu'il est parfaitement inutile, dans l'immense majorité des cas, de perforer le maxillaire pour injecter à travers cette perforation osseuse, le ligament, il suffit de pousser le liquide anesthésique dans la gencive et, comme cette gencive, nous l'avons rappelé précédemment, se continue par ses couches profondes avec le ligament, ce dernier se trouvera à son tour imprégné de proche en proche et insensibilisé.

D'où vient, nous dira-t-on, qu'une technique qui paraît si simple dans ses directrices générales soit aussi souvent défaillante, suivie d'échecs ou de demi-succès, bref que l'anesthésie dentaire ne soit pas aussi sûre, aussi constante dans ses résultats que celle qui est pratiquée dans d'autres régions du corps, sur le revêtement cutané ? Nous allons l'expliquer.

Cette inconstance dans les résultats tient d'abord à la structure de la région, à l'étroitesse des parties qui est extrême. La gencive, qui porte le liquide jusqu'au ligament, qui lui sert de conducteur, est un tissu très mince, de très faible épaisseur et qui recouvre immédiatement l'os maxillaire. Il en résulte que si l'injection est faite contre l'os et non en pleine gencive, le liquide se diffusera entre cette dernière et l'os et n'imprégnera pas le ligament. Si l'injection est poussée dans les parties superficielles des tissus, il se produire une boule d'œdème, le liquide se diffusera vers les joues ou les lèvres et n'imprégnera pas davantage le ligament et le résultat sera encore mauvais, insuffisant ou nul.

Un autre obstacle, une autre difficulté, en dehors de cette faible épaisseur de la gencive et de la proximité du maxillaire, provient de la situation de la dent dans la bouche. Lorsqu'il s'agit d'extraire une dent antérieure, la région gingivale est directement éclairée et, somme toute, très accessible. Au contraire, lorsque l'injection porte sur les dents du fond, sur les molaires, on est évidemment gêné d'un côté par la joue, de l'autre par la langue et il faut par des artifices de technique supprimer ces difficultés si l'on veut obtenir non pas une douleur atténuée, mais une insensibilisation absolue.

Qu'arrive-t-il si les injections ne sont pas exécutées suivant ces règles, si les difficultés de technique ne sont pas tournées et vaincues ? Il arrive d'abord que l'anesthésie, au lieu d'être parfaite, satisfaisante, est médiocre ou nulle, ce qui est déjà désagréable pour le patient, mais il arrive aussi qu'en présence d'une anesthésie aussi insuffisante, on ait tendance à augmenter les doses, à multiplier les injections de façon excessive et cela est beaucoup plus grave. L'anesthésique injecté en suivant une technique défectueuse n'insensibilisera pas mieux la région et aura l'inconvénient de pénétrer en abondance dans les vaisseaux, d'être entraîné par la circulation générale et nous verrons survenir des troubles variés, comme pâleur de la face, vertiges, fourmillements du côté des extrémités, pouvant aller jusqu'à la syncope si la dose d'anesthésique n'a pas été assez mesurée.

Ainsi une bonne technique réalisée malgré les difficultés inhérentes au cas, permet, double avantage, d'obtenir avec une dose faible une insensibilisation locale parfaite et d'éviter des troubles du côté de la circulation générale et du système nerveux central.

Pour localiser autant que possible l'action de l'anesthésique, pour empêcher sa diffusion rapide, on a eu l'idée de lui joindre un médicament vaso-constricteur, l'*adrénaline*. A la dose d'une ou deux gouttes de la solution au millième, il renforce, en effet, l'action de l'anesthésique, retarde sa diffusion et permet de réduire les doses de l'agent actif.

Quelles sont maintenant les substances dont on se sert pour réaliser l'anesthésie locale, quelle est leur composition, quelles sont leurs propriétés particulières ? L'agent anesthésique par excellence a été pendant longtemps la *cocaïne* ou plutôt le chlorhydrate de cocaïne. Son étude clinique a été faite par le Professeur Reclus qui en a réglé la posologie et la technique telle qu'elle est applicable aux opérations de grande et de petite chirurgie générales. Cette technique, comme il le fait remarquer, est variable pour chaque région, pour chaque opération ; c'est là sa vraie difficulté. Rien que dans la seule région buccale et gingivo-dentaire, il faut connaître plusieurs techniques, les varier même dans les détails pour obtenir le succès.

Quelques années après fut découverte, par M. Fourneau, la *stovaïne* qui a eu son heure de célébrité. En effet, cette découverte a été le point de départ de recherches et de découvertes d'autres produits anesthésiques, qui ont permis d'établir une classification rationnelle basée sur leur composition moléculaire. On peut les diviser en deux groupes : le premier comprenant la famille de la cocaïne avec la tropo-cocaïne et l'eucaïne ; le deuxième comprenant la famille de la stovaïne avec l'hypnine, l'alypine et la novocaïne.

La *stovaïne* est un alcaloïde de toxicité moindre que la cocaïne avec une puissance anesthésique presque égale. Malheureusement elle est vaso-dilatatrice et de ce fait donne lieu à des hémorragies gênantes, tout au moins lorsqu'on opère sur des surfaces étroites comme en chirurgie dentaire, qu'on a besoin de bien voir pour rechercher une racine incluse ou fracturée après une première tentative. L'adjonction *d'adrénaline* est venue, pour la stovaïne comme pour les autres produits vaso-dilatateurs, annihiler localement cette action.

Ainsi que nous le disions tout à l'heure, la découverte de la stovaïne a ouvert la voie et peu après ont été découverts d'autres alcaloïdes de cette famille : *alypine, novocaïne, hypnine* ; dans la famille de la cocaïne : tropo-cocaïne, eucaïne. Nous ne nous occuperons parmi eux que de l'*hypnine* et de la *novocaïne,* les autres alcaloïdes étant ou un peu irritants pour les tissus ou d'action moins sûre.

La *novocaïne* et l'*hypnine* sont sensiblement moins toxiques que la cocaïne ; elles ont aussi une puissance analgésique moindre. Elles ne sont pas irritantes pour les tissus, l'injection pas douloureuse. Associées à l'adrénaline, qui renforce leur action, elles ont par suite un pouvoir analgésique égal à la seule cocaïne avec une toxicité totale moindre. Cette adjonction d'adrénaline à l'hypnine est indispensable en chirurgie dentaire pour les mêmes raisons données plus haut au sujet de la stovaïne.

Tous ces agents anesthésiques, cocaïne, stovaïne, eucaïne, alypine, hypnine avec adjonction d'adrénaline sont de bons anesthésiques locaux mais nous avons également employé les mélanges (eucaïne, cocaïne, adrénaline ou eucaïne, novocaïne, adrénaline), à raison de un demi à un centigramme de substances actives et adjonction correspondant de I, II gouttes d'adrénaline, suivant l'état des parties, l'étendue du champ opératoire, l'état général des sujets, âge, névropathie, etc. Nous sommes convaincu que c'est cette appropriation des doses aux cas cliniques qui nous permet, lorsque l'anesthésie locale est indiquée, d'obtenir des résultats constants et sûrs.

Enfin nous avons donné la préférence à la combinaison *novocaïne suprarenine*, cette dernière obtenue par synthèse chimique et non par extraction des glandes surrénales, en un mot, à la *novocaïne suprarénine synthétique « Creil »*.

En résumé, si les anesthésiques anciens, leurs combinaisons précitées ont permis, avant la découverte de la novocaïne, de réaliser de bonnes anesthésies, la novocaïne suprarénine synthétique doit être considérée comme supérieure parce qu'elle ne possède pas les inconvénients de la cocaïne et que l'on peut, avec des doses restant maniables, doubler et même tripler la dose de l'agent actif.

L'adjonction d'adrénaline a l'avantage de réduire les doses de la substance anesthésique proprement dite et d'empêcher sa diffusion rapide, nous l'avons vu. Elle a été accusée cependant de favoriser les hémorragies secondaires, l'infection de la plaie et les douleurs consécutives aux extractions.

Corps vaso-constricteur, l'adrénaline produit une anémie marquée des tissus qui blanchissent très visiblement. Lorsque l'anesthésie disparaît, les vaisseaux reprennent leur calibre normal et cette dilatation secondaire des vaisseaux amène quelquefois un petit suintement sanguin, une petite hémorragie insignifiante. Il n'en est pas de même de l'hémorragie plus importante, inquiétante même et attribuée à tort à l'adrénaline qui peut survenir quelque temps après l'extraction d'une dent solidement implantée, d'une dent dite *barrée* chez les sujets dont la coagulation du sang se fait mal ou lentement. Cette hémorragie peut d'ailleurs être prévenue dans une certaine mesure et combattue efficacement par les moyens appropriés.

Le préjugé consistant à regarder la présence de l'adrénaline comme susceptible de favoriser l'infection secondaire de la plaie, le retard de la cicatrisation serait plus fondé en apparence. En effet tout vaso-constricteur agit défavorablement sur la réparation des tissus puisque les cellules du sang, les phagocytes, ne peuvent venir se répandre aussi vite à la surface de la plaie et remplir leur rôle d'agents actifs de la défense. Toutefois on remarquera que cette vaso-constriction n'est que très passagère, surtout si l'on n'emploie que des doses infinitésimales d'adrénaline ; il est très facile du reste de favoriser, aussitôt après l'extraction, l'afflux des phagocytes, de neutraliser en un mot l'action vaso-constrictive.

En revanche n'est, en aucune façon, fondé le reproche fait à l'adrénaline et à l'agent anesthésique de provoquer des douleurs après l'opération ou d'augmenter l'acuité des douleurs primitives. La douleur constatée après les extractions est ou bien la continuation des douleurs antérieures qui ayant mis des jours à s'installer ne sauraient s'en aller comme par enchantement ou bien la douleur normale de toute plaie opératoire lorsque la sensibilité reparaît à son niveau. Variable suivant l'état des tissus, suivant l'état général des patients, elle peut être combattue dans une notable proportion par les sédatifs comme le pyramidon, le véronal et en particulier la *trigémine Creil* qui agit de façon rapide et sûre.

La conclusion qui ressort de tout ce qui précède est la suivante. Les préjugés relatifs à l'insensibilisation locale sont fondés en partie puisqu'elle peut être insuffisante, infidèle et non exempte d'inconvénients ; ils sont erronés en ce sens que ce ne sont pas les procédés ou les agents anesthésiques qu'il faut incriminer, mais leur mode d'emploi. En somme, l'anesthésie n'offrira aucun inconvénient, sera satisfaisante à tous égards toutes les fois que son importance et ses difficultés ne seront pas perdues de vue ; elle donnera des mécomptes dans le cas contraire.

CHAPITRE VI

Pour extraire une dent il faut tirer fort et aller vite

Ce préjugé est bien enraciné, — c'est le cas de le dire — puisqu'un patient qui est anesthésié localement, qui ne sent par conséquent aucun des temps de l'extraction, est souvent impressionné par la longueur seule de l'opération. Pour lui, une extraction réussie doit être faite comme on enlève le noyau d'un fruit, en un temps rapide et unique.

Sans doute, il faut développer une certaine force pour extraire une dent, la résistance à vaincre est parfois considérable ; mais il ne s'agit nullement de tirer comme pour enlever un clou planté dans un mur.

Passe encore pour une *dent de lait* dont les racines sont résorbées presque entièrement, ou pour une dent ébranlée déjà déchaussée par la *gingivite expulsive* ; mais pour extraire une dent solidement implantée, à racines longues, recourbées, divergentes ou convergentes, suivre à la lettre cet errement serait le plus sûr moyen de manquer l'extraction ou de provoquer des accidents.

Une dent dont on réclame l'extraction ou dont l'extraction est proposée par le dentiste, n'est pas une dent saine, à couronne solide, résistante, mais à couronne plus ou moins détruite par la carie, pour laquelle l'intéressé se refuse à faire les frais des procédés conservateurs — coiffes en or, couronnes en porcelaine — ou encore ayant provoqué des lésions de voisinage qui commandent l'extraction. La marche ou processus de la carie étant plus rapide, nous l'avons vu, dans la couche d'ivoire que dans celle d'émail, il s'ensuit que la dent n'est réduite bien souvent qu'à une coque très mince et très fragile. Faites de la force sur une couronne semblable, et neuf fois sur dix cette couronne se brisera et les racines resteront dans la mâchoire, ce qui n'est pas précisément le résultat cherché.

Pour saisir le mécanisme de l'extraction dans un cas difficile, supposons qu'il s'agisse d'extraire une grosse molaire supérieure, dont les racines soient très *divergentes,* de telle sorte que le plan passant par l'extrémité des trois racines soit plus grand que celui passant par le collet de la dent, c'est-à-dire de la région entourée, sertie par la gencive.

En cette occurence, les manœuvres de l'extraction auront pour but de faire passer par l'ouverture de l'alvéole située au niveau du collet des parties beaucoup plus larges qu'elle. Si vous réfléchissez que le cheminement des parties évasées et plus larges s'effectue dans le tissu osseux de l'alvéole, vous devez comprendre tout de suite que, contrairement à l'opinion répandue, il ne s'agit pas de *tirer,* pour extraire une dent semblable, dans l'axe des racines — un athlète n'y arriverait pas — il faut nécessairement écarter l'alvéole de façon à agrandir son orifice.

Lorsque l'extraction est effectuée vite, brusquement, quelles en sont les conséquences prochaines ou éloignées ?

Si la dent n'est pas solidement implantée, n'a pas de racines très fortes et très recourbées — dent à racine unique, par exemple — une traction puissante dans le sens des racines peut produire la sortie trop rapide de la dent et le davier peut venir frapper les dents de la mâchoire antagoniste, les ébrécher et même les fracturer à une profondeur plus ou moins grande, ce qui est désagréable à tous égards.

S'il s'agit d'une dent à racines courbes et fortes — grosse molaire — sous l'influence d'une distension brusque et puissante, deux alternatives se présenteront : tantôt c'est la dent qui cédera et se fracturera à une profondeur plus ou moins grande ; tantôt c'est le maxillaire qui cédera et sera emporté, créant ainsi une *fracture du maxillaire* limitée à la région alvéolaire.

Chez certaines personnes, par suite de l'état général ou de l'âge, les os acquièrent une grande fragilité et la fracture pourrait ne pas se limiter à la région alvéolaire, mais s'étendre au corps même de l'os maxillaire, créant une fracture complète de la mâchoire.

Ces fractures limitées ou étendues du maxillaire ne sont pas sans présenter des inconvénients. A leur suite, se produit fréquemment une *hémorragie* abondante, inquiétante, que les petits moyens usuels n'arrêtent pas et qui doit être combattue par un tamponnement soigneux et méthodique.

En outre, la partie du maxillaire qui a été

fracturée n'est plus nourrie, elle se *mortifie* ou se *nécrose* et un abcès chronique s'installe avec toutes ses suites habituelles : suppuration, odeur fétide de l'haleine et, ce qui est plus grave, fermeture graduelle de la bouche, autrement dit, *contracture des mâchoires*, mettant obstacle à l'élocution et surtout à l'alimentation des malades.

Nous avons été consulté récemment par un jeune homme d'une trentaine d'années qui avait subi, quelques années auparavant, l'extraction d'une grosse molaire inférieure et qui était dans un état lamentable. Les mâchoires étaient tellement contracturées qu'il était impossible de faire passer le manche d'un porte-plume entre les incisives. L'élocution était très gênée et l'alimentation ne se faisait plus que par les brèches laissées par des dents absentes. Un énorme gonflement siégeait en outre à la joue, rendant le visage complètement déformé, asymétrique. Interrogé, il nous dit qu'il avait subi une extraction et qu'on lui avait fracturé la mâchoire. Au lieu d'aller consulter un autre spécialiste, il avait eu l'effroi de toute intervention nouvelle et il avait attendu de la nature la guérison spontanée de son infirmité. En réalité, il a laissé, par ces atermoiements, aggraver son affection, la contracture des mâchoires est devenue *définitive* et, aujourd'hui, c'est une opération beaucoup plus importante et mutilante qui lui permettra d'ouvrir la bouche et le mettra à l'abri d'autres complications éventuelles.

Un sujet, comme celui-ci, atteint de contracture définitive consécutive à une fracture du maxillaire n'est pas seulement exposé aux inconvénients ci-dessus signalés, il est exposé à périr d'asphyxie s'il a une *angine*, un *abcès de l'amygdale*. Impossible de passer un bistouri par un orifice buccal aussi étroit et ces malades sont plus exposés que d'autres aux *angines et abcès amygdaliens*. Sous l'influence de la trituration incomplète des aliments, de la stagnation des débris alimentaires, les caries dentaires abondent et les cavités de carie sont les refuges de tous les micro-organismes contenus dans la bouche et qui n'attendent qu'une occasion, surmenage, coup de froid, maladie intercurrente, pour déterminer des angines, des abcès, voire même des pneumonies et broncho-pneumonies, comme nous le savons.

Ainsi, de proche en proche, on voit combien une extraction brutale est susceptible de provoquer des complications graves, qu'une extraction difficile engage de façon très précise, et à un degré marqué, la responsabilité du chirurgien.

Certains instruments d'extraction sont particulièrement dangereux en raison même de la force qu'ils développent et du point d'application de cette force. Tout le monde connaît la *clef de Garengeot* qui est l'instrument employé par ceux qui n'ont pas la collection complète de daviers et qui a rendu tant de services avant l'apparition de ces derniers. Elle se compose d'un *crochet*, d'un *panneton* et d'un *manche* ; le crochet embrasse la couronne de la dent, le panneton est placé soit en dehors, soit en dedans de la dent, sur la gencive et la manœuvre consiste à tourner autour de son axe le manche de façon à entraîner la dent. Le point d'appui, la gencive, est protégé superficiellement par quelques épaisseurs de toile dont on entoure le panneton, mais la compression profonde, l'écrasement et l'entraînement de la mâchoire sont toujours possibles si l'on va vite et si la dent est solidement implantée.

Les mêmes inconvénients sont présentés par le davier dit *bec-de-faucon*, c'est-à-dire dont les mors sont perpendiculaires aux branches. Il agit fortement et exclusivement sur le côté externe de la mâchoire et le bras de levier étant très grand, des fractures sérieuses peuvent se produire.

Les *daviers ordinaires*, à mors dans la direction des branches et les *élévateurs* n'offrent pas ces inconvénients, et il est plus facile avec eux d'éviter les accidents précisément parce qu'il est moins aisé de développer une trop grande force.

Les *daviers* sont construits de façon à ce que leurs mors embrassent les deux côtés libres de la dent, lingual et labial, pour les dents antérieures, ou lingual et jugal pour les dents molaires, et à ce que les pressions soient exercées alternativement sur les deux faces du maxillaire, en accentuant la pression du côté favorable pour amener l'avulsion complète de la dent.

Les *élévateurs* s'insinuent entre la racine et l'alvéole et n'exercent de pression que sur la racine ou la paroi alvéolaire opposée ; il s'ensuit qu'ils sont les instruments les moins nocifs pour le maxillaire. Leur maniement réclame toutefois de la précision et une certaine prudence, car ils peuvent glisser, déraper et venir blesser les parties molles, langue, lèvres, joue.

Nous avons vu la série de complications consécutives à une fracture du maxillaire, provoquée elle-même, au cours d'une extraction difficile, par une manœuvre exécutée conformément au préjugé régnant, avec force et rapidité. Si la couronne seule a été fracturée — deuxième alternative — quelle en est la conséquence ? Elle transforme immédiatement une opération d'ordinaire simple en une opération compliquée, en une *véritable opération chirurgicale.*

Si la couronne s'est fracturée, par suite de résistance normale ou anormale des racines, il est à prévoir que ces racines ne seront pas enlevées avec facilité. Il faut pratiquer le plus souvent une résection alvéolaire, limitée et méthodique, et soulever la ou les racines, opération délicate qui ne peut être pratiquée, vu sa longueur, qu'après anesthésie profonde locale ou générale du patient, enlever les racines d'une dent dite *barrée* étant aussi long et aussi délicat, vu l'étroitesse des parties et, toutes proportions gardées, qu'une amputation de sein, une résection de côte ou la cure radicale d'une hernie étranglée.

CHAPITRE VII

QUAND IL Y A ABCÈS, IL NE FAUT JAMAIS EXTRAIRE

Dans les autres régions de l'organisme, lorsqu'il y a un *abcès aigu*, l'indication capitale, urgente, indiscutable et indiscutée, est de débrider cet abcès, d'en évacuer le contenu purulent le plus rapidement possible. Cependant, en ce qui concerne la bouche et les dents, le préjugé est encore très répandu qu'on ne doit pas pratiquer une extraction en période d'abcès, qu'on doit attendre sa résolution ou son ouverture spontanée. Examinons cette question dans ses détails car elle est d'importance, comme on le verra.

Qu'est-ce, somme toute, qu'un *abcès*, indépendamment de la région où il se développe ? Un abcès n'est autre chose, vous le savez, que le résultat de la lutte qui s'est déroulée. en un point déterminé de l'organisme, entre les agents infectieux ou *micro-organismes* d'une part, et les cellules du sang, ou *phagocytes* d'autre part. Il indique qu'en ce point les cellules du sang se sont transformées en liquide purulent, qu'elles ont succombé en faisant de leurs cadavres cellulaires un rempart à l'infection qui va envahir tout l'organisme. L'abcès est donc la preuve manifeste que si les agents infectieux ont été momentanément les plus forts, puisqu'ils ont pénétré dans les tissus et s'y sont développés, la défense naturelle de l'organisme s'est enfin constituée et somme toute bien comportée.

Cette signification une fois admise, la présence d'un abcès est plus nuisible qu'on ne croit. Nous avons déjà rappelé que dans la bouche l'ouverture spontanée à l'extérieur peut déterminer des *cicatrices indélébiles* et fort disgracieuses, que lorsque l'évacuation du pus est gênée, entravée, il détruit les cellules osseuses de proche en proche, il amène leur *mortification* ou *nécrose.*

Indépendamment de ces complications, l'abcès porte en soi une nocivité toute particulière. En effet, le pus ne contient pas seulement des cellules mortes, mais des microbes plus ou moins virulents et des *toxines* ou *poisons* secrétés par ces microbes. Ces poisons ou toxines peuvent être absorbés, résorbés par les nombreux vaisseaux environnants, être entraînés dans la circulation genérale et provoquer ainsi de l'*intoxication générale* ou *septicémie*.

Manifestation en un point de l'organisme de la lutte qui s'est effectuée entre les agents de l'attaque et ceux de la défense, les abcès sont donc *doublement dangereux* puisque l'abcès peut s'étendre, pousser des prolongements et, d'autre part, que la résorption des toxines entraîne l'intoxication générale de l'individu. Cette intoxication générale se traduit d'ailleurs par la fièvre qui est perceptible dans tous les points du corps, sous l'aisselle par exemple, et non pas seulement au niveau de la région enflammée.

Dès lors, l'indication doit être de donner issue au pus, de débrider les abcès dentaires pour éviter les complications de voisinage et les accidents d'intoxication générale. Comment, au cas d'abcès dentaires, peut-on réaliser cette évacuation du pus ? C'est ce que nous allons examiner.

Ces abcès sont dus, comme nous le savons (V. chap. III), aux *staphylocoques, strepto-*

coques qui, après avoir envahi la pulpe dentaire, envahissent à leur tour les tissus environnant la dent, c'est-à-dire le ligament ou péricément, l'alvéole, l'os maxillaire lui-même, créant à ces endroits respectifs des *péricémentites*, des *ostéites*, des *ostéo-périostites suppurées*.

Lorsque l'abcès est constitué à l'extrémité de la dent, dans l'alvéole, il ne se développe qu'après avoir émigré au dehors de cet alvéole ; après destruction ou perforation de cette paroi, il vient alors s'épanouir sous le périoste du maxillaire qu'il distend, décolle de plus en plus. L'abcès vient ordinairement pointer dans le vestibule, entre la gencive et la joue, c'est-à-dire du côté où la paroi osseuse est la plus mince, la plus facile à détruire et à franchir. On a alors affaire à *l'abcès dentaire classique*, bien connu des sujets négligents ou de leurs médecins habituels.

D'autres fois, l'infection partie de l'extrémité de la dent malade ne se localise pas dans le maxillaire, plus exactement sous le périoste de l'os maxillaire, elle franchit cette étape et elle se fixe par l'intermédiaire des *vaisseaux lymphatiques* sur les *ganglions* du voisinage, ganglions sous-maxillaires, rétro-maxillaires, sous-mentonniers. Ces ganglions augmentent peu à peu de volume et si l'infection s'étend, le tissu cellulaire environnant se prend à son tour et l'on se trouve en présence *d'adéno-phlegmons*. Voilà une seconde forme d'abcès d'origine dentaire, *abcès ganglionnaires*, par opposition avec les premiers ou *abcès périos-tiques*. Remarquons que ces abcès ganglion-naires offrent une gravité particulière pour plusieurs raisons. La première, c'est qu'ils in-diquent que la défense naturelle de l'organisme n'a pas été bonne d'emblée puisque l'abcès ne s'est pas constitué autour de la racine même ; l'infection, les micro-organismes, n'ont été arrêtés que par une barrière plus éloignée : l'organisme a fait donner ses réserves.

La deuxième raison de la gravité de ces abcès ganglionnaires c'est, qu'étant très profonds, leur ouverture spontanée au dehors sera beau-coup plus malaisée et, si elle s'établit, le pus peut venir se déverser dans des vaisseaux im-portants et provoquer des hémorragies mor-telles.

Enfin, ces ganglions, en raison de leur situa-tion profonde et de leurs rapports vasculaires, sont le siège d'une absorption, d'une résorp-tion très intense des *toxines* ou *poisons* secrétés par les microbes. Aussi les sujets atteints de ces manifestations ganglionnaires, offrent-ils des symptômes très marqués d'infection générale : teint plombé ou terreux, fièvre élevée, faiblesse générale, embarras gastrique, avec inappétence et sécheresse de la langue.

A côté des cas énumérés où l'abcès se localise nettement dans la zone maxillaire ou dans la zone ganglionnaire, il existe des formes où l'abcès s'est ébauché à peine autour de la racine parce que la défense sur ce point a été rapidement insuffisante et l'infection a alors gagné les ganglions. On se trouve simultané-ment en présence d'abcès périostiques et d'abcès ganglionnaires.

Ainsi les abcès dentaires se développent dans le maxillaire, *abcès périostiques* et *ostéo-périostiques*, dans les ganglions, *abcès ganglionnaires*, dans les deux régions à la fois, *abcès mixtes*.

En quoi consiste l'intervention qui mettra obstacle à la propagation du pus, à la résorption des toxines, évitera les complications locales et la septicémie ? Ce n'est pas une opération unique, mais des interventions tout à fait différentes suivant la forme clinique, le siège de la collection purulente, l'état général du sujet. C'est ce que nous allons montrer.

Lorsque l'abcès dentaire est *ostéo-périos-tique*, au voisinage de l'extrémité de la racine, deux moyens s'offrent à nous pour évacuer le pus : *l'extraction*, toujours efficace, ou *l'ouverture de l'abcès*. Si l'extraction est rendue difficile à cause du trismus ou contracture des mâchoires, que l'on ne veuille pas recourir à *l'anesthésie générale*, on ouvrira l'abcès, mais dans une séance ultérieure, on devra procéder à l'extraction sous peine de provoquer des accidents semblables à plus ou moins longue échéance.

Cette ligne de conduite est tout à fait rationnelle s'il s'agit de dents très peu accessibles, de dents de sagesse ou de dents presque entièrement détruites par la carie. S'il s'agit de dents susceptibles d'être reconstituées ou plus accessibles aux interventions chirurgicales, on pourra, après ouverture de l'abcès, faire ultérieurement une résection de l'extrémité de la racine sur une étendue très limitée et ce procédé conservateur donne, entre de bonnes mains, des résultats remarquables.

Lorsque l'abcès est d'emblée *ganglionnaire*, comment évacuerons-nous le pus ? Le pus ne peut être évacué logiquement que par une *incision chirurgicale du ganglion*, opération fort délicate, parfois, qui réclame toute l'habileté et l'expérience d'un chirurgien général. Mais c'est ici que le jugement, l'expérience cliniques du dentiste interviennent pour le plus grand bien des malades.

Si la tuméfaction n'est pas encore trop étendue, si les phénomènes généraux d'intoxication ne sont pas trop marqués, l'intervention du côté de la bouche, c'est-à-dire l'*extraction*, produit des résultats merveilleux. Cette extraction ne permet pas, sans doute, d'évacuer le pus situé si profondément et si loin de l'alvéole, mais le processus infectieux s'arrête dans sa marche, l'inflammation ganglionnaire se résorbe peu à peu. Résultat fort appréciable surtout chez les jeunes femmes ou les jeunes filles qui ne présenteront pas de cicatrices disgracieuses dans une région si fréquemment découverte, exposée aux regards.

Dans d'autres circonstances, l'extraction ne suffirait pas à enrayer les accidents d'intoxication générale et il faudra demander l'aide du chirurgien général et ouvrir l'abcès ganglionnaire. L'extraction faite ultérieurement agira alors pour prévenir des accidents identiques et toujours possibles.

On le voit, l'extraction, loin d'être redoutable, est souvent l'intervention libératrice par excellence ; elle arrête les phénomènes d'infection générale et évite les complications locales. Malheureusement, si elle suffit souvent, elle ne suffit pas toujours.

Enfin, lorsque l'abcès est *mixte*, périostique et ganglionnaire, on aura recours, suivant la prédominance de l'un ou de l'autre, à la simple incision ou à l'extraction, comme interventions immédiates.

D'où vient, en présence des bienfaits de l'extraction pratiquée de façon opportune, la persistance du préjugé que nous dénonçons, à savoir qu'on ne doit jamais extraire une dent en pleine évolution d'abcès ?

Le préjugé vient de ce que parfois les opérateurs refusent de pratiquer l'extraction en raison des difficultés qu'elle présente. La contracture des mâchoires, ou fermeture de la bouche, le gonflement des parties molles, rendent le champ opératoire très peu accessible et ces difficultés s'observent notamment dans les adéno-phlegmons accompagnant l'éruption ou la carie profonde des dents de sagesse. Mais c'est précisément dans ces cas difficiles qu'il faut montrer de la décision, remplir son rôle et ne pas se dérober.

Une autre raison de ce préjugé vient de ce qu'il est arrivé dans maintes circonstances que l'extraction a été suivie de mort à brève échéance. L'entourage du malade en a conclu que l'extraction avait déterminé l'issue fatale, alors qu'il est constant que l'issue fatale ne s'est produite que lorsque l'intervention a été trop retardée ; à ce moment le malade était tellement intoxiqué et affaibli qu'il était trop tard pour tenter quelque chose.

Une dernière raison du préjugé régnant provient de ce que le malade ou son entourage ont remarqué que l'extraction a été suivie quelquefois d'une aggravation momentanée de l'état local et général. Il semble que l'intervention a donné un coup de fouet à l'infection. Le fait ne manque pas d'exactitude, mais si l'intervention est bien conduite, si l'on prend avant, pendant et après l'extraction les mesures dictées par l'expérience, cette aggravation passagère ne se produit pas.

Nous avons envisagé, jusqu'ici, des formes cliniques, caractérisées par la présence d'abcès périostiques ou ganglionnaires et montré les ressources offertes par les différentes interventions y compris l'extraction. Il est des cas où l'infection partie des dents n'a même pas le temps de se localiser, de s'arrêter dans les maxillaires ou les ganglions. Par les vaisseaux lymphatiques, elle envahit immédiatement le tissu cellulaire voisin, créant des *phlegmons diffus*, comme le *phlegmon du plancher de la bouche.*

Dans d'autres circonstances, ni les ganglions, ni le tissu cellulaire ne sont touchés par l'infection. Celle-ci emprunte une voie encore plus rapide, la *voie veineuse* et, quand il s'agit de caries de grosses molaires, les veines transportent l'infection jusqu'à la base du crâne, de là aux sinus veineux intracrâniens ou *sinus caverneux*, déterminant des *accidents cérébraux* à marche rapide et fatale.

L'une et l'autre de ces deux modalités sont particulièrement graves. Dans la première, toutefois, on peut encore conjurer le péril par des incisions très étendues et très profondes, suivies de cautérisations au thermocautère. Dans la deuxième, toute intervention est inutile puisqu'on ne saurait où la faire porter.

Comme conclusion, on se rappellera que si les infections sans localisation apparente — infection par voie veineuse — et les infections à localisation diffuse — phlegmon du plancher de la bouche — emportent presque toujours les malades, il n'en est pas de même de l'infection qui se traduit par des abcès dentaires, périostiques ou ganglionnaires. L'intervention du côté des dents ou de l'abcès, parfois des deux côtés à la fois, arrête le plus souvent la marche de l'infection, mais cette intervention doit être prompte, hâtive, bien conduite si l'on veut sauver le malade ou éviter les complications locales.

CHAPITRE VIII

Mettre du coton dans les oreilles empêche les maux de dents. — Les lésions de la dent de l'œil sont les plus graves.

Ces deux préjugés sont réunis dans le même chapitre parce qu'ils reposent tous les deux sur une erreur de même nature, à savoir une connaissance imparfaite de l'anatomie des régions avoisinant la cavité buccale.

D'où vient le premier préjugé, extrêmement répandu et consistant à mettre du coton dans les oreilles, pour arrêter ou prévenir les maux de de dents ? En voici l'explication. Vous vous rappelez que, lorsque la dent est atteinte profondément, que la pulpe est intéressée, il survient le plus souvent des douleurs vives, aiguës, constituant la *rage de dents* avec douleurs névralgiques, c'est-à-dire irradiées, sur le trajet des nerfs du côté de la joue, du menton, de *l'oreille*.

L'anatomie va nous rendre compte de ces ir-
radiations vers l'oreille, de ces douleurs auriculaires. Les filets nerveux de la pulpe émanent,
pour les *dents inférieures*, du *nerf dentaire inférieur* qui chemine au centre du maxillaire inférieur, dans le canal dentaire. Ce nerf dentaire
inférieur est lui-même la prolongation d'un
nerf plus volumineux, le *nerf maxillaire inférieur* qui, avant de s'engager dans le canal dentaire, envoie plusieurs rameaux dans les régions
voisines, régions temporale, jugale et buccale.
Parmi ces rameaux se trouve le nerf *auriculo-
temporal* qui vient courir très superficiellement
au devant de l'oreille.

Dès lors on comprend que des douleurs par-
tant de la périphérie, c'est-à-dire des dents inférieures, puissent s'irradier suivant le trajet du
nerf dentaire inférieur d'abord, du nerf maxillaire inférieur ensuite et se réfléchir sur les rameaux émanés de ce dernier, comme l'auriculo-
temporal, et les douleurs seront ressenties finalement au devant de l'oreille.

D'où vient cependant que les autres rameaux ne donnent pas d'élancements douloureux et que l'auriculo-temporal en soit exclusivement le siège ? C'est qu'apparemment,
étant plus profondément situés que celui-ci, ils

sont moins exposés aux variations de la température extérieure qui agissent ici comme dans d'autres parties du corps de façon défavorable.

Puisque l'oreille et les dents font mal simultanément, les patients en concluent que l'oreille est le point de départ des douleurs alors que c'est le contraire ; ils se trompent de côté tout simplement.

En présence de douleurs auriculaires, il importe donc de déterminer si les dents ne sont pas en cause et, si elles sont cariées de leur appliquer le traitement approprié. Si l'on tenait à atténuer ces douleurs irradiées ce n'est pas dans l'oreille qu'il faudrait mettre du coton mais au devant de l'oreille afin de protéger le nerf auriculo-temporal contre les variations de température. Cette façon de procéder est d'ailleurs nocive au cas de complications suppuratives, d'abcès périostiques, car elle tend à faire diffuser l'abcès vers l'extérieur, à favoriser son ouverture à la peau.

On a poussé encore plus loin l'inconséquence. Le coton mis dans l'oreille étant naturellement impuissant à apaiser les douleurs siégeant au devant de l'oreille, on est allé jusqu'à mutiler les patients. Certains empiriques n'hésitent pas en effet, à sectionner au bistouri ou au fer rouge le nerf auriculo-temporal, ce qui n'arrête toujours pas les élancements douloureux puisque la cause est strictement dentaire et offre par surcroît l'inconvénient majeur, si l'incision est profonde et trop haute, d'intéresser des rameaux du nerf facial et de provoquer une *paralysie faciale* plus ou moins étendue du côté correspondant.

Passons maintenant au préjugé relatif à la *dent de l'œil* suivant lequel les lésions de cette dent, sa carie profonde, seraient particulièrement graves et menaceraient la fonction visuelle et remémorons-nous quelques notions indispensables.

La *canine*, ou dent de l'œil, est une dent à racine très longue, la plus longue de toutes et son extrémité vient aboutir très haut, dépasse le fond du *vestibule*, c'est-à-dire de la région comprise entre la gencive et la joue. Il s'ensuit qu'une infection intense de cette dent et qui a déterminé un abcès au bout de la racine a très peu de chances de rester localisée à la région vestibulaire et souvent vient se développer au dessous de l'œil. Le gonflement des tissus gagne de proche en proche et les paupières elles-mêmes étant gonflées, œdématiées, l'œil se trouve plus ou moins fermé.

Ce gonflement des paupières, cette déforma·
tion très apparente a frappé les malades et ils
ont conclu tout de suite que leur œil était mena·
cé. En réalité, l'ouverture spontanée de l'abcès
ou l'intervention du côté de la dent arrête tous
les accidents, le gonflement des paupières disparaît sans que la fonction visuelle ait été
atteinte en aucune façon ; l'extrémité de la
racine est somme toute trop éloignée pour
produire des complications sérieuses du côté
de l'œil.

Tout ce que nous venons d'exposer reste vrai
pour les *adultes* en raison de l'épaisseur du mas·
sif osseux qui sépare l'extrémité de la canine de
la cavité orbitaire. En revanche, chez les *enfants*, les rapports de voisinage entre la canine
et la cavité orbitaire sont tout différents. La
canine de lait est située à environ neuf millimètres de la cavité de l'orbite ; il en est de
même des follicules de la canine de deuxième
dentition ou canine définitive qui se trouvent à faible distance, dix millimètres environ. Il s'ensuit que l'infection des canines
temporaires, l'éruption des canines de remplacement peuvent provoquer, dans une certaine mesure, des troubles oculaires. Ces troubles
oculaires consistent en rougeur oculo·palpé-

brale, c'est-à-dire atteignant la conjonctive de l'œil et des paupières.

Ces phénomènes oculaires plus marqués chez les enfants que chez les adultes peuvent, dans une certaine mesure, justifier le nom de *dents de l'œil* donné aux canines supérieures et la conclusion qui se dégage est que la dent de l'œil ne provoque jamais de troubles oculaires graves chez les adultes et n'en provoque que de bénins chez les enfants.

Si la dent de l'œil ou canine supérieure n'est pas susceptible d'engendrer chez les adultes des complications sérieuses du côté de l'appareil visuel, en revanche il existe toute une série de dents dont la carie profonde menace le globe oculaire.

Nous avons déjà signalé que des dents profondément cariées, les racines suppurantes pouvaient déterminer des *abcès* et des *fistules consécutives* venant s'ouvrir dans le sinus maxillaire et y déterminer l'infection de cette cavité, sa suppuration.

Rappelons, pour bien comprendre ce qui va suivre, que le sinus maxillaire a la forme d'une pyramide *triangulaire et tronconique* dont le sommet se trouve à la pommette de la joue et la base tournée vers le nez. Elle est couchée transversalement de telle sorte que la paroi antérieure regarde en avant, la paroi postérieure en arrière vers la base du crâne et la paroi supérieure en haut ; celle-ci forme le *plancher de l'orbite*. A la rencontre des faces ou parois correspondent trois bords dont l'inférieur, constitué par la rencontre de la paroi postérieure avec l'antérieure, est en rapport direct avec les alvéoles, c'est le *bord alvéolaire* ou *plancher du sinus*. Sur la base, à la partie supérieure, se trouve un *orifice* qui fait communiquer le sinus avec la cavité nasale correspondante.

Lorsque le sinus maxillaire est rempli de pus, qu'il y a, en un mot, *empyème*, lorsque ce pus, d'autre part, se vide incomplètement par le nez, sa rétention amène des compressions douloureuses, transmises à toute la voûte du sinus ou plancher de l'orbite et par suite au nerf sous-orbitaire. Ces névralgies sous-orbitaires avec les signes classiques mis en évidence par les rhinologistes mettent sur la voie du diagnostic.

Si le traitement qui s'impose, extraction par le dentiste, lavages par le méat inférieur et curettage au cas de lésion ancienne par le rhinologiste, n'est pas institué de bonne heure, l'infection peut gagner l'os sous-jacent à la muqueuse du sinus et comme le plafond du sinus, c'est-à-dire le *plancher de l'orbite* est très mince, on devine toutes les conséquences nocives de la transmission de l'infection sinusienne au plancher de l'orbite et à la cavité orbitaire.

Quelles sont donc les dents susceptibles de déterminer des accidents aussi sérieux du côté du sinus maxillaire et de la cavité orbitaire et qui sont autres que la dent de l'œil ?

On croyait, il y a peu de temps encore, que les grosses molaires seules étaient en rapport avec le plancher du sinus et exceptionnellement les prémolaires. Des recherches entreprises par MM. Sieur et Jacob, agrégés au Val-de-Grâce, ont montré que sur 25 sujets pris au hasard, le sinus maxillaire s'étend 12 fois jusqu'à la canine, 7 fois jusqu'à la première prémolaire, 2 fois jusqu'à la deuxième prémolaire et 5 fois jusqu'à la première grosse molaire. Il s'ensuit que chez la moitié des sujets le sinus occupe une très grande place et s'étend des dents de sagesse jusqu'à la canine.

Les dents molaires et prémolaires offrent, en outre, cette particularité d'avoir leur racines en contact intime avec la plancher du sinus ; quelquefois même cette mince paroi est ondulée et les racines font comme saillie dans la cavité sinusienne. On comprend dès lors combien il sera facile à une collection purulente développée au bout de ces racines d'envahir le sinus et d'y déterminer une sinusite.

La minceur de la paroi qui sépare les dents de la cavité sinusienne nous explique également combien, au cours de l'extraction de ces racines, on est exposé, surtout si la paroi est déjà en partie détruite par la suppuration, à refouler, à faire tomber dans le sinus une extrémité de racine ou une racine tout entière.

Pour éviter cet accident qui entraîne une opération plus importante du côté du sinus, qui oblige à créer une ouverture plus large par laquelle on puisse aller retirer cette racine infectée qui entretiendrait indéfiniment la suppuration, nous modifions la technique habituelle de l'extraction. Cette technique, cette méthode spéciale consiste, lorsque la couronne s'est fracturée et qu'il reste les racines, à ne pas en poursuivre l'extraction comme dans les autres régions de l'arcade dentaire, en insinuant les élévateurs entre l'alvéole et la racine, mais à pratiquer une résection alvéolaire externe nette et linéaire et, par cette voie transmaxillaire, à soulever la racine ; de cette façon, la chute de la racine dans le sinus est évitée.

Lorsque c'est la racine palatine ou interne qui se fracture, la méthode n'est plus applicable, c'est une résection interalvéolaire qu'il faut pratiquer, par laquelle on soulèvera la racine fracturée. Ces résections, à condition d'être très limitées, ne sont suivies d'aucune complication, évitent la chute des racines dans le sinus et le traitement institué par le rhinologiste guérit très rapidement et définitivement la sinusite, puisque la cause première, c'est-à-dire les racines malades et infectées, ont été complètement enlevées.

Les conclusions qui se dégagent tout naturellement sont les suivantes :

Conclusion I : Se mettre du coton dans les oreilles ne sert absolument à rien si les dents sont en cause ; c'est au-devant de l'oreille que la chaleur entretenue par l'ouate aurait chance d'atténuer les douleurs. Toutefois, si un abcès était en évolution, l'ouate ne pourrait qu'aggraver la situation, en diffusant l'infection et favorisant l'ouverture de l'abcès à l'extérieur.

Conclusion II : Il n'y a pas une dent de l'œil, il y a toute une série de dents dont la carie profonde offre une gravité particulière, car les abcès consécutifs à leur carie sont susceptibles de détruire le bord alvéolaire du sinus maxillaire, et, par envahissement de cette cavité, de provoquer des complications du côté de la cavité et du globe oculaires.

CHAPITRE IX

LES PRÉJUGÉS RELATIFS AUX APPAREILS PROTHÉTIQUES

1° Dans les décisions à prendre relativement aux appareils prothétiques, l'état local est tout, l'état général n'est rien.

On étonne les personnes peu averties en leur disant qu'avant de placer tel ou tel appareil prothétique, il importe avant tout de se rendre compte non pas seulement s'il est possible de construire l'appareil au point de vue purement mécanique et artistique, mais s'il est susceptible de rendre des services réels, s'il n'occasionnera pas de troubles, si *l'état général ne s'y oppose pas.*

L'examen de l'état général joue, cependant, un rôle primordial et pour faire toucher du doigt son importance, quelques exemples suffiront.

Une personne vient nous demander de lui mettre la bouche en état et de lui placer un appareil fixe, que l'on n'enlève pas, en un mot, un *bridge* ou appareil à pont. Nous regardons si le bridge est possible, s'il existe des points d'appui solides pouvant supporter les extrémités du pont. Pendant cet examen, notre attention a été attirée par l'état des gencives qui sont rouges, enflammées, saignantes au moindre contact ; nous remarquons aussi que l'haleine est désagréable. Nous interrogeons le malade et il nous dit qu'il subit un *traitement hydrargyrique* et qu'il devra, suivant prescription de son médecin habituel, le suivre pendant encore longtemps.

Eh bien, cette constatation de l'état local de la bouche, qui est sous la dépendance du *traitement général* prescrit à ce malade, change du tout au tout notre détermination première. L'appareil fixe demandé par le patient est tout à fait contre-indiqué, malgré l'état favorable du système dentaire. Les gencives, pendant le traitement susdit, sont fréquemment enflammées, gonflées, saignantes, nous l'avons vu, et il importe au premier chef qu'une asepsie rigoureuse soit réalisée, que le malade soit surveillé, le nettoyage de sa bouche assuré par des bains antiseptiques et l'ablation du tartre, à mesure que ce dernier se produit. Comment pourrait-on réaliser une désinfection indispensable sous un appareil fixe, qui retient les débris alimentaires, malgré les soins les plus minutieux et serait un obstacle à l'asepsie buccale !

Dans ces conditions, c'est un appareil mobile que nous proposons et que nous construisons, qui assurera une bonne mastication et, plus tard, si le malade tient au bridge, lorsque son traitement sera achevé et sa guérison maintenue, on jugera si l'état de sa bouche ne s'oppose plus à la mise en place d'un appareil à pont fixe.

Dans une autre alternative, c'est une personne dont les dents sont très déchaussées, très branlantes qui vient nous réclamer un appareil prothétique. Au cours de l'examen, nous remarquons une petite perforation siégeant au niveau des grosses molaires supérieures absentes et le malade nous dit, en effet, que les liquides et l'air circulent entre la cavité nasale et la bouche. Voilà, ce me semble, direz-vous, un cas particulièrement indiqué pour la prothèse, puisque l'appareil, non seulement remplacera les dents absentes, mais en même temps obturera la petite perforation. Sans doute, et ce n'est pas mal raisonné, mais tout dépend de la *cause de la perforation.*

Si la perforation est de cause traumatique ou consécutive à l'ouverture chirurgicale du sinus par la voie alvéolaire, la prothèse est tout indiquée ; elle protégera la cavité sinusienne et des lavages pratiqués par la voie nasale, par le méat inférieur, amèneront rapidement sa fermeture. Mais si la perforation était due à une fragilité particulière des os, à *l'ostéoporose,* si fréquente dans certains états généraux, comme le *tabes* ou *ataxie locomotrice,* il faut être très circonspect et, avant de placer un appareil prothétique, il importe de rechercher les caractères des perforations tabétiques et les autres signes du tabes. Au cas de confirmation du diagnostic, un appareil de prothèse aurait les plus fâcheuses conséquences, les pressions exercées sur le maxillaire fragile auraient pour résultat d'augmenter la perforation primitive et d'aggraver l'état préexistant du patient.

Ainsi, on le voit, l'examen général du patient ne saurait être éludé sans exposer ce dernier à des inconvénients sérieux ; son importance est telle qu'on peut dire : cet examen est capital, il passe bien avant le choix et la construction de l'appareil proprement dits.

2º *Il est toujours temps de se faire placer un appareil prothétique.*

Déjà, à propos des modifications survenues après des extractions multiples, nous avons fait entrevoir les conséquences de la temporisation, en ce qui touche les appareils prothétiques. Nous allons entrer maintenant dans plus de détails, afin d'apporter sur ce point une pleine lumière.

Voici une jeune femme qui vient nous demander de lui construire et de lui placer sur la mâchoire supérieure un appareil maintenu par des étais, qu'elle puisse mettre et enlever facilement et qui assurera une parfaite trituration des aliments. Au premier abord, l'examen général de la bouche donne une impression favorable, les quelques dents restantes sont encore solides, nullement atteintes de carie, elles sont seulement assez déviées. Nous engageons cette personne à fermer la bouche et nous constatons que dans la région antérieure, les dents inférieures viennent toucher le palais, mordre à même sur la muqueuse palatine. Dans ces conditions, il nous est impossible de faire passer un appareil à plaque, même très mince, comme une plaque en or et c'est un appareil à pont ou *bridge* qui est indiqué.

Si nous passions outre à ces constatations et que nous placions un appareil à plaque qu'adviendrait-il ? D'abord nous gênerions beaucoup la personne en modifiant la position de repos de ses mâchoires ; puis, les dents restantes ne touchant plus leurs antagonistes, s'allongeraient, se dévieraient davantage, s'ébranleraient finalement et, au bout de peu de temps, il faudrait refaire un nouvel appareil.

Dans une autre alternative, il s'agit d'un sujet dont les dents antérieures se rencontrent normalement ou à peu près, mais nous constatons qu'au niveau des molaires, réduites à l'état de racines en haut, encore saines en bas, les deux mâchoires se touchent, arrivent au contact complet. En vertu de quel mécanisme la distance normale entre les deux mâchoires a-t-elle été supprimée, annihilée ?

Cette distance a été supprimée en vertu de deux mécanismes ou processus différents ; l'un a consisté dans l'abaissement du maxillaire supérieur, phénomène déjà mis en évidence, caractérisé par l'hypertrophie des alvéoles autour des racines restantes et l'expulsion graduelle de ces dernières sous l'in-

fluence de la *péricémentite chronique* ; l'autre
a consisté dans une incurvation de la branche
horizontale du maxillaire inférieur dans le sens
vertical. Les molaires inférieures antagonistes
sont saines, nullement allongées dans le cas
présent, c'est bien le maxillaire, sa branche
horizontale, qui s'est incurvée sous l'influence
de la force considérable développée, au moment de la mastication, par les contractions
du muscle masséter.

Chez cette personne encore jeune, la carie
dentaire des molaires supérieures, la perte
consécutive de ces molaires ont perturbée la
fonction masticatrice et il s'est fait une sorte
d'accommodation naturelle des organes à la
fonction ; le maxillaire inférieur s'est déformé
jusqu'à ce que les deux maxillaires se rencon-
trant, l'écrasement des aliments soit devenu
possible. Le résultat de cette adaptation, de
cette déformation, c'est qu'il est impossible
à l'heure actuelle de mettre en place un appa-
riel utile sans transformation très étendue et
qu'il faut recourir à une prothèse beaucoup plus
importante et compliquée.

D'autres fois, ce sera une personne déjà âgée
qui a perdu toutes ses dents depuis longtemps
et qui se décide enfin à *l'appareil complet* haut

et bas. Nous constatons en effet que toutes les dents sont absentes, que l'arcade dentaire ou plutôt les crêtes alvéolaires sont assez régulières et fermes, mais en faisant rapprocher les mâchoires, nous remarquons aussitôt que le maxillaire inférieur se porte en avant, qu'il déborde considérablement le maxillaire supérieur.

Dans ces conditions, la mise en place d'un appareil complet avec aspect esthétique convenable va demander beaucoup de temps, bien des tâtonnements et des transformations et compliquer singulièrement le cas au point de vue mécanique.

Mais quelle est donc la cause de cette projection en avant du maxillaire inférieur à laquelle on a donné quelquefois le nom de *menton de galoche* ? Elle vient de ce que le maxillaire inférieur ou la mandibule n'étant plus soutenu d'une part par les dents antérieures et supérieures, d'autre part que le sujet utilisant instinctivement les crêtes alvéolaires pour triturer plus ou moins mal les aliments, a projeté peu à peu en avant son maxillaire inférieur, car c'est dans cette position que les crêtes alvéolaires des deux maxillaires se rencontrent le mieux, au niveau des molaires.

Ainsi, nous venons d'en juger, dans maintes circonstances, le fait d'avoir attendu trop longtemps pour recourir à la prothèse, a entraîné des déformations, des modifications dans les rapports des dents ou du squelette osseux des deux mâchoires et a rendu impossible la mise en place d'un appareil ou l'a rendu singulièrement plus compliquée et plus longue. Pour ces motifs, dès que la fonction masticatrice est perturbée par la perte de dents antérieures ou postérieures, il est utile d'avoir recours le plus tôt possible à la prothèse tant pour assurer une bonne mastication que pour éviter des déformations profondes et persistantes du côté des mâchoires et des dents.

3° On choisit un appareil prothétique suivant son goût ou sa convenance en ce qui concerne la forme, les matériaux constitutifs.

Maintes personnes s'imaginent qu'on choisit un appareil de prothèse suivant son goût personnel, sa convenance, comme l'on ferait d'un bijou ou d'un colifichet de toilette. Sans doute, on peut souvent tenir compte des désirs ou des préférences des patients, mais il faut avant tout résoudre ce que nous avons appelé le *problème prothétique*, c'est-à-dire quel est l'appareil qui convient au cas envisagé.

Cette solution du problème prothétique ne manque pas de complexité et nous sommes convaincu que c'est pour avoir méconnu ces difficultés, c'est faute d'avoir analysé les éléments importants du problème que tant d'appareils ne donnent pas satisfaction ou ne donnent que demi-satisfaction aux patients, nous en avons journellement la preuve.

Sans entrer dans des détails ardus et superflus, nous pouvons montrer en raccourci quels sont les éléments principaux qui doivent être envisagés pour résoudre au mieux des intérêts des patients le problème qui se pose pour chaque cas déterminé.

Le dentiste examinera successivement l'état de la bouche entière et des dents restantes, la forme des parties molles, langue, joue et lèvres, le mode de correspondance des deux mâchoires, c'est-à-dire le mode d'engrènement des dents. Cet examen lui permett . le déduire quel est l'appareil qui est prat... ue ou indiqué, *bridge* ou *appareil à plaque* et, dans cette dernière alternative, avec quels matériaux il doit être construit, *or, aluminium, vulcanite*. En un mot, le choix de l'appareil dépendra d'abord de ces constatations et, secondairement, du goût personnel du patient ; nous en avons déjà donné un exemple frappant tout à l'heure quand nous avons rapporté le cas d'une personne qui voulait un appareil à plaque et à laquelle il fallait nécessairement placer un bridge ou appareil à pont.

Ayant fait choix de l'appareil, il reste à résoudre tous les points relatifs aux moyens de fixité ou de rétention de l'appareil, à son esthétique, à son poids, à son étendue. Ceci fait, on examine comment la bouche doit être préparée afin de recevoir la prothèse choisie. Cette *préparation chirurgicale* de la bouche consiste à soigner les cavités de carie guérissables, à tarir les clapiers purulents ou culs-de-sac gingivaux, à enlever, après insensibilisation préalable et absolue, afin d'éviter toute douleur inutile, les dents ou racines inguérissables. Préparation longue et difficultueuse qui réclame, on le conçoit, du jugement pour les décisions à prendre, de l'adresse et de l'expérience pour bien exécuter ces opérations multiples et complexes, à savoir : obturations des caries, coiffage des dents trop détruites, soins des canaux, anesthésies et extractions compliquées. On ne saurait, malgré ces difficultés, y apporter trop de soins, car *tout l'avenir d'une prothèse dépend de cette préparation chirurgicale.*

Que cette préparation chirurgicale soit esca·motée et, peu à peu, les dents de soutien ou les dents intermédiaires deviendront douloureuses, l'appareil deviendra gênant ou inutilisable et il faudra le transformer ou même le changer complètement.

Si les racines inguérissables ont été laissées en place, nous verrons évoluer, à l'occasion d'un refroidissement, d'un bain froid, d'une simple promenade en auto, toutes les complications signalées déjà (chap. III), c'est-à-dire *péricémentites*, *ostéites*, *ostéo-périostites suppurées* ou *abcès*, ou bien des *adénites*, des *adénophlegmons* par propagation de l'infection aux ganglions de voisinage.

Des infections à plus grande distance peuvent encore se produire, *angines, amygdalites, parotidites*, ces dernières par invasion des conduits d'excrétion des glandes parotides, *broncho-pneumonies* chez les personnes débilitées ou amoindries par l'âge. Important, au premier chef, est donc le rôle du dentiste puisqu'il peut, par une préparation rationnelle et parfaite de la bouche, éviter l'éclosion de complications aussi multiples et dont quelques-unes sont si graves.

Dans les cas les plus bénins, il se développe

sous les appareils de prothèse, lorsque la préparation chirurgicale a été défectueuse, une inflammation de toute la muqueuse buccale avec rougeur, agacement, sensation de chaleur que quelques malades comparent à une sensation de feu. C'est à ces phénomènes qu'on a donné le nom de *maladie du caoutchouc* et qui ne sont pas dus à la matière elle-même, mais à l'inflammation partie des racines suppurantes qui ont été conservées sous les appareils ou des culs-de-sac gingivaux qui n'ont pas été soignés et taris, au cas de *gingivite expulsive.*

Le seul inconvénient, au regard de tous les avantages d'une préparation chirurgicale parfaite, c'est que les extractions, notamment, amènent le retrait de la gencive, de l'alvéole sous-jacent et qu'au bout de quelque temps l'appareil ne va plus aussi bien. Faible considération autant que vaine puisque nous avons montré (chap. III) que les phénomènes de *péricémentite* et *d'ostéites chroniques* finissent toujours par élever, soulever de façon graduelle les racines, que la pièce perd sa stabilité première et qu'il faut recourir à un autre appareil. Dans ces conditions, le résultat est le même au point de vue prothétique et en procédant d'emblée à ce qui est nécessaire on évite du même coup toutes les complications engendrées par une préparation défectueuse de la bouche.

Serait-ce l'appréhension de la douleur qui ferait reculer quelques patients devant cette préparation chirurgicale si importante, si capitale? Cette objection est sans valeur, puisqu'il est possible, par un emploi judicieux des anesthésiques, et une technique rigoureuse, de réaliser une anesthésie absolue pour toutes les interventions.

En définitive, on peut conclure que la santé générale des patients et la durée des appareils prothétiques dépendent uniquement de la façon dont la préparation chirurgicale a été conduite et exécutée ; par suite, que tant vaut le chirurgien, tant vaut la prothèse.

4° Les appareils prothétiques doivent être immuables.

Nous comprenons dès lors ce qu'a d'erroné en grande partie le préjugé suivant lequel les appareils doivent être immuables et que toute modification de la stabilité ou de la solidité provient d'un manque de soin dans la confection matérielle de l'appareil prothétique.

Après préparation chirurgicale et rationnelle de la bouche, extraction notamment des racines inutilisables, la cicatrisation des tissus mous marche assez rapidement, de telle sorte qu'il est possible, au bout de peu de temps, d'appliquer un appareil. Il n'en est pas de même du travail de *résorption osseuse*, de tassement de l'alvéole qui marche très lentement et dure pendant des mois. Il s'ensuit que lorsque ce travail de résorption alvéolaire est terminé, le maxillaire a diminué de hauteur, la gencive s'est retirée. A ce moment, il importe de transformer complètement l'appareil ou d'en faire construire un autre si l'on veut éviter des troubles qui ne sont pas négligeables.

Qu'advient-il en effet si par insouciance ou ignorance de phénomènes que le patient peut cependant contrôler lui-même, on ne procède pas aux transformations nécessaires ? D'abord les dents artificielles ne toucheront plus la gencive, ce qui est assez disgracieux pour les dents antérieures, puis, la pièce même dont la base reposait antérieurement sur la gencive *portera à faux*, d'où possibilité de fracture de l'appareil. Enfin, la pièce cédant, s'enfonçant avant de se fracturer, les étais ou crochets en or jadis bien situés, s'enfonceront à leur tour sous la gencive qu'ils décollent, provoquant ainsi douleurs, ébranlement et perte prématurée des dents de soutien.

En résumé, lorsque ces accidents caractéristiques de la transformation profonde des mâchoires se sont produits à un degré léger, et même avant, il faut avoir recours à un deuxième appareil, *appareil définitif*, qui sera susceptible de donner toute satisfaction au patient, et qui sera immuable en ce sens que sa durée dépendra de l'état actuel de la bouche et, en dernière analyse, de la façon dont la préparation chirurgicale aura été faite initialement avant toute prothèse.

FIN

TABLE DES MATIÈRES

Orléans, imp. H. Tessier

Ecole Pratique de Stomatologie

OU DES

HAUTES ÉTUDES DENTAIRES DE PARIS

13, rue Rambuteau (IVe)

La *première* ouverte à Paris et en France (février 1910) aux seuls docteurs et étudiants en médecine français et étrangers.

Enseignement avant tout clinique et pratique de la chirurgie et de la prothèse dentaires.

Toutes les branches de la spécialité sont envisagées et approfondies au point de vue clinique et pratique :

Caries simples, pénétrantes, compliquées ;

Obturation avec ciment, amalgame, or mou et adhésif, inlays, porcelaines ;

Extractions et anesthésie générale et locale ;

Dents à pivot, couronnes en or et bridges ;

Prothèse sur or, aluminium, vulcanite ;

Orthodontie ou redressement des dents.

Opérations par le directeur, lundi, mercredi, vendredi, de 9 heures à midi.

Le Directeur de l'Ecole,

Dr E. CHARÉZIEUX.

Pour renseignements et conditions d'inscriptions, s'adresser au Cabinet du Docteur Charézieux, 182, boulevard Saint-Germain. Téléph. 744-73, ou Saxe, 44-73.

VOLUMES DÉJA PARUS :

Les Préjugés en **Oto-Rhino-Laryngologie** par le Dr J. Bosviel : 3 francs.

Les Préjugés en **Urologie** par le Dr Frigaux : 2 fr. 50.

Les Préjugés en **Art Dentaire** par le Dr Charézieux : 3 francs.

A PARAITRE PROCHAINEMENT ;

Les Préjugés en **Gynécologie** par le Dr Pouliot.

— en **Dermatologie** par le Dr Longin.

— en **Diététique** par le Dr Mollière.

— en **Ophtalmologie** par le Dr Onfray.

— en **Hydrologie** par le Dr Jeannel.

— en **Obstétrique** par le Dr Perret.

— en **Kinésithérapie** par le Dr Rochu-Méry.

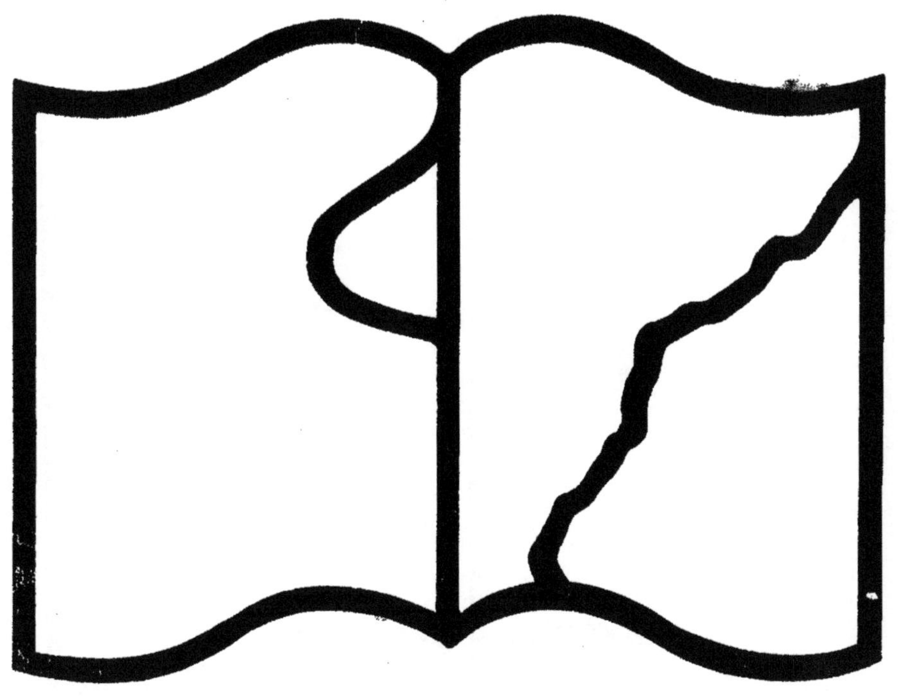

Texte détérioré — reliure défectueuse

NF Z 43-120-11

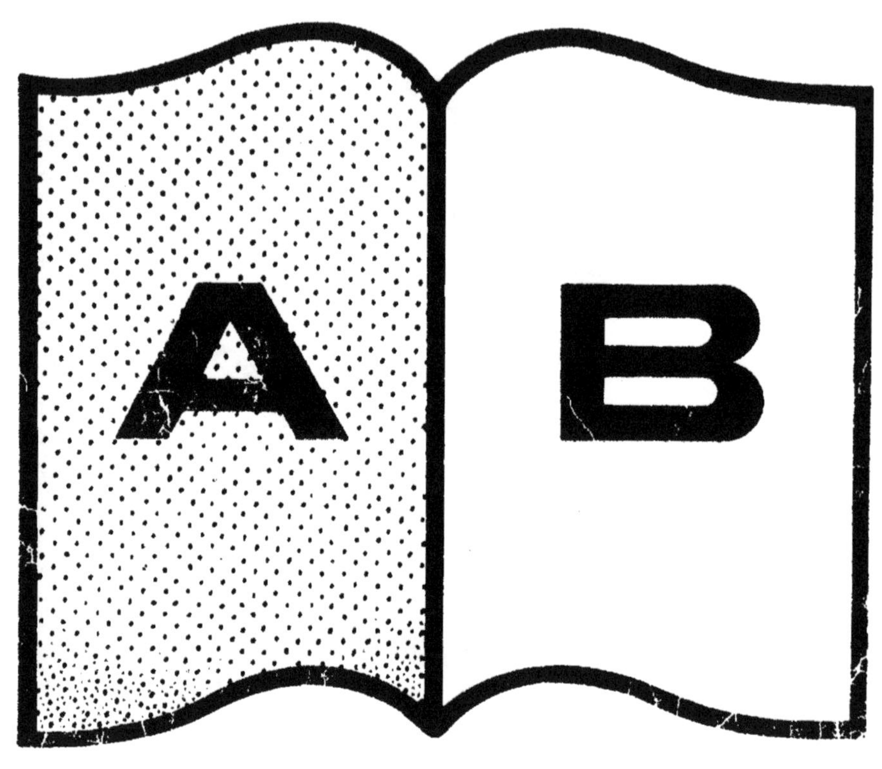

Contraste insuffisant

NF **Z 43**-120-14

www.ingramcontent.com/pod-product-compliance
Ingram Content Group UK Ltd.
Pitfield, Milton Keynes, MK11 3LW, UK
UKHW022238120726
13694UKWH00003B/881